TOTAL HIP CARE

トータル・ヒップ・ケア

股関節
チームで支える人工股関節全置換術

編集
中川法一
（増原クリニック 副院長）

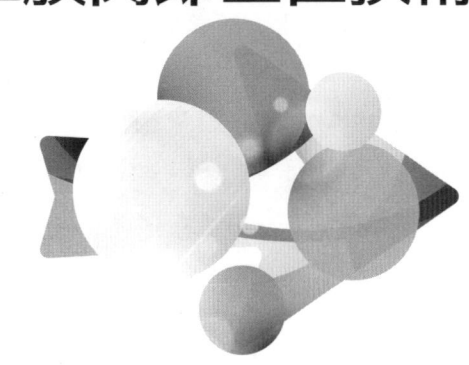

三輪書店

執筆者一覧

〈編集〉

中川 法一（増原クリニック 副院長，理学療法士）

〈執筆〉

増原 建作（増原クリニック 院長，医師）
中川 法一（副院長）
田篭 慶一（リハビリテーション科 科長，理学療法士）
生友 尚志（リハビリテーション科 主任，理学療法士）
三浦 なみ香（理学療法士）
奥埜 尭人（理学療法士）
岡村 憲一（理学療法士）
伊本 悠矢（理学療法士）
池田 美千子（看護部 主任，看護師）
佐藤 政枝（埼玉県立大学保健医療福祉学部看護学科 教授，看護師）
山崎 聡（大阪警察病院整形外科 副部長，医師）
真田 将幸（株式会社フルーション地域支援事業部 部長代理，理学療法士）

※所属の記載がないものは増原クリニック所属

（2015年9月現在）

序　文

　長らく運動器の問題に関わってきましたが，ずっと違和感を感じていることがあります．書籍や研修会のタイトルに散見する「人工関節のリハビリテーション」「ACL損傷のリハビリテーション」などなど．少なくとも疾患や手術にリハビリテーションを実施しているつもりはありません．これらの疾患が原因で障害をもった方々が，自分の人生をいきいき生きていくことを支援することが，リハビリテーションだと思っています．

　本書が最も強く訴えたいのは，私たちが対象とするのは股関節やTHAといったパーツではなく，障害をもつ人だということです．医師が手術により関節構造を抜本的に再構築し，股関節から起因する障害や制限を除去するために理学療法士が知恵と技術を駆使し，安全かつ快適な入院生活から在宅生活までの一貫した心温かい看護ケアなど，専門職がチームとなり，終わりのないサポートを提供することが，THAを受けた患者さんのQOLを下支えするのです．このような考えを共有し実践していくことを「トータル・ヒップ・ケア」という概念として，位置づけ共有し，患者さんの傍らにそっと立ち続けることが必要だと考えています．

　本書で紹介するトータルケアは，実際に当クリニックで日々実践していることに過ぎません．このようなことを何の気負いもなく自然体で取り組めるのは，艦長の存在が大きいことに疑う余地もありません．もう20年以上も前ですが，理学療法士に限界を感じて辞めようかと悩んでいた時期がありました．すべてが手術で決まると言わんばかりの環境下での仕事に，言いようのない焦燥感が臨界点を超えかけていたのです．いま振り返ると，医師の末梢効果器として受動的に動くことへの自己嫌悪だったのかもしれません．

　どうせ辞めるならと15年勤務した職場を離れたときに，奇しくも一緒に仕事をする機会を得たのが，皮肉にも理学療法士に対して少なからず失望していた増原建作先生でした．そこから生涯をかけた協働が始まり，トータル・ヒップ・ケアを理想とするクリニックの開設に至ったのです．本書はその軌跡であり，まだまだ発展途上です．納得がいくよい仕事をするためには，すばらしい師やパートナーとめぐり逢うことが必要だと実感しました．今でも理学療法士としていきいき生きていけるのは，偶然を必然に昇華させた邂逅があったからに他ならず，感謝の念に堪えません．

　本書ではトータルケアという考え方を股関節およびTHA術後に焦点をあてて解説していますが，他のどのような障害が核にあっても「その人の人生

序文

を支援する」という点においては同じで，さまざまな方へのサポートへお役立てくだされればと思います．理学療法士，作業療法士，看護師だけでなく，これらの専門職を目指す学生諸君にとっても使えるテキストとなるように，解剖・運動学という基礎に，変形性股関節症の疾病学と手術療法の簡単な解説を本書の前半部分で網羅しています．中～後半には，実際の臨床で役立つ知識と技術をふんだんに盛り込み，最前線で活躍する臨床家に役立つ情報やふとした疑問にも応えられるような工夫をしています．本書が少しでも，股関節機能障害に悩む患者さんの夢ある生活支援になることを願って，序文といたします．

2015年9月吉日

中川　法一

目次

CONTENTS

執筆者一覧 ii

序　文 iii

第Ⅰ章　病態解剖学 ……………………… 奥埜尭人・岡村憲一・伊本悠矢・中川法一　1

- 1 関節内構造　2
- 2 形態・構造上の特徴　3
  - 1 解剖学的ランドマーク　3
  - 2 頸体角　3
  - 3 前捻角　4
  - 4 Sharp角　4
  - 5 CE (center-edge angle) 角　5
  - 6 関節唇　5
  - 7 関節包と偽関節包　5
  - 8 臼蓋形成不全　6
  - 9 臼蓋形成不全における近位大腿骨の骨形態　6
  - 10 臼蓋形成不全での関節唇　7
  - 11 臼蓋形成不全での骨頭偏位　7
- 3 筋　8
- 4 靱帯　10
- 5 血管　11

● 目次 ●

6 神　経　11

7 **姿勢アライメント**　12
   1　立位荷重線　12
   2　変形性股関節症の下肢荷重率　12
   3　屈曲拘縮による影響　13
   4　脊椎後弯による影響　13
   5　Hip-spine syndrome　14

8 **変形性股関節症の歩行の特徴**　15

第Ⅱ章　股関節の運動学 ………………… 奥埜尭人・岡村憲一・伊本悠矢・中川法一　19

  1 **股関節の関節包内運動**　20
    1　各運動方向における関節包内運動　20
    2　筋作用の逆転　21
    3　股関節にかかる荷重　22
    4　関節包内運動の異常　22
    5　骨盤の前傾・後傾の影響　23
    6　歩行の病態　24

第Ⅲ章　股関節障害を有する疾患 …… 奥埜尭人・岡村憲一・伊本悠矢・中川法一　27

  1 **先天性股関節脱臼**　28

  2 **臼蓋形成不全**　29

  3 **大腿骨頭すべり症**　29

  4 **Perthes 病（ペルテス病）**　29

  5 **単純性股関節炎**　29

6　特発性大腿骨頭壊死症　30

第Ⅳ章　変形性股関節症について　……………………………山崎　聡　31

1　疫　学　32

2　病　態　32

3　診　断　32
　　1　問　診　32
　　2　身体所見　33
　　3　画像診断　33

4　分　類　35

第Ⅴ章　変形性股関節症に対する保存療法
………………………………………………生友尚志・奥埜尭人　37

1　変形性股関節症の原因　38
　　1　はじめに―股関節炎か変形性股関節症か？　38
　　2　股関節の痛みの原因は？　39
　　3　股関節の変形の原因は？　43
　　4　トピックス―FAI（大腿骨寛骨臼インピンジメント）　49

2　変形性股関節症の保存療法　51
　　1　患者教育　52
　　2　薬物療法　54
　　3　理学療法　54
　　4　トピックス―股関節唇損傷に対する理学療法　64

3　病期別理学療法　68

　　　　　1　正　常　69
　　　　　2　前股関節症　69
　　　　　3　初期股関節症　71
　　　　　4　進行期股関節症　71
　　　　　5　末期股関節症　72
　　④　クリニカルクエスチョン　74
　　　　　1　変性性股関節症は遺伝するか？　74
　　　　　2　変形性股関節症の症状は天気により変化するか？　75
　　　　　3　重い荷物は股関節を痛めるのか？　76
　　　　　4　筋力増強トレーニングをすると股関節が痛くなる？　76
　　　　　5　末期変形性股関節症の可動域制限の原因は？　77

第Ⅵ章　変形性股関節症に対する手術療法 ……………………… 増原建作　83
　　①　股関節温存手術　84
　　　　　1　大腿骨（内反あるいは外反）骨切り術　85
　　　　　2　大腿骨頭（前方あるいは後方）回転骨切り術　86
　　　　　3　キアリ骨盤骨切り術　88
　　　　　4　寛骨臼回転骨切り術（RAO）　88
　　　　　5　臼蓋（棚）形成術　89
　　②　人工股関節置換手術　90
　　　　　1　人工股関節全置換術　90
　　　　　2　人工骨頭置換術　95

第Ⅶ章　人工股関節全置換術前後の看護 ……………………… 池田美千子　97
　　①　手術前看護　98
　　　　　1　問　診　98

2　術前検査　99
　　　3　減量指導　99
　　　4　環境チェック　100
　　　5　感染予防指導　100
　　　6　患者用クリティカルパス　101

　2　**入院後のケア**　101
　　　1　DVT予防指導　101
　　　2　褥瘡予防　106
　　　3　感染対策　106

　3　**手術後看護**　107
　　　1　腓骨神経麻痺の予防と観察　107
　　　2　感染予防指導　108
　　　3　脱臼予防指導　109

　4　**臥床時のケア**　109

　5　**仰臥位から端座位でのケア**　111

　6　**座位でのケア**　112

　7　**立ち上がり動作のケア**　113

　8　**離床時のケア**　114

　9　**シャワー浴でのケア**　114
　　　1　確認ポイント　114

　10　**退院まで**　116

　11　**脱臼が疑われる場合**　116
　　　1　観察ポイント　116
　　　2　徒手整復までの流れ　116

　12　**退院時指導**　117
　　　1　感　染　117

● 目 次 ●

　　　　　2　摩　耗　117
　　　　　3　脱　臼　119
　　　13　患者からよくある質問　120

第Ⅷ章　人工股関節全置換術前後の看護―在宅の環境調整に
　　　　おけるアセスメントの視点 ………………佐藤政枝・池田美千子　123

　　　1　住環境からのケアの視点　124
　　　2　入院（手術）が決まったら　125
　　　3　入院前のアセスメント　126
　　　4　住宅改修と道具の準備　127
　　　5　入院中の個別支援　130
　　　6　退院後の個別支援　134
　　　7　チームで実践する新たな継続ケアシステムの
　　　　構築に向けて　138

第Ⅸ章　人工股関節全置換術前後のリハビリテーション
　　　　 ………………………………田篭慶一・三浦なみ香・生友尚志・中川法一　143

　　　1　THA 術後患者に対するリハビリテーションの意義　144
　　　2　THA 術前後における問題の捉え方　144
　　　3　術前リハビリテーション　146
　　　　　1　術前リハビリテーションの効果　146
　　　　　2　術前評価　146

3 術前リハビリテーション　148

4 THA術後のリハビリテーション—問題別アプローチ　152

1 人工股関節の設置状況の把握　152
2 可動性に対するアプローチ　153
3 支持性に対するアプローチ　155
4 協調性に対するアプローチ　157
5 姿勢・アライメントに対するアプローチ　158
6 歩行・歩容に対するアプローチ　159
7 日常動作・活動性に対するアプローチ　162

5 患者タイプ別のリハビリテーション—術後タイムコースに即して　163

1 罹病歴が3〜5年程度のA氏の場合　163
2 罹病歴5年以上のB氏の場合　166
3 罹病歴が3年未満のC氏の場合　169

6 症例呈示　170

1 罹病期間が長く，両股関節のROM制限が著明であった症例　170
2 罹病期間が短く，強い疼痛を訴えた症例　173

7 クリニカルクエスチョン（THA）　175

1 THA後患者の筋力の回復はどのような傾向があるか？　175
2 THA後患者が手術側の下肢を長く感じるのはなぜ？　176
3 THA後患者はよく転倒する？　177
4 THA後患者は疲れやすい？　178
5 筋力は問題ないのになぜ跛行が直らないの？
　—THA後患者は体幹機能にも問題あり？　179
6 THA後患者の跛行は自然に直る？　180
7 THA後患者の患側大腿部が健側に比べていつまでも
　細いのはなぜ？　181
8 THA後患者の股関節の感覚機能はどうなっている？　182

● 目 次 ●

第Ⅹ章　人工股関節全置換術後の在宅リハビリテーション
……………………………………………………………………真田将幸・中川法一　187

- 1　はじめに　188
- 2　臨床と在宅リハビリテーションの相違点　188
- 3　在宅リハビリテーションでのアプローチ　189
  - 1　情報収集　190
  - 2　足部リーチ動作　190
  - 3　正座動作　190
  - 4　補　高　191
  - 5　低い位置へのリーチ動作　192
- 4　おわりに　193

索引　194

第 I 章

病態解剖学

I 病態解剖学

1 関節内構造

　股関節は球状の大腿骨頭と深いくぼみである寛骨臼との間の関節であり，この二つの骨の形態のために，関節は特殊な型（球関節）になっている（図1）．また人体の最大荷重関節であり，三つの軸（前後・横断・垂直）と三つの運動自由度をもつ．

　関節面の適合および荷重関節として，多くの靱帯と筋によって保持され安定化を高めている．大腿骨頭は2/3球形で大腿骨頭靱帯付着部（骨頭窩）以外は関節軟骨で覆われており，中心には前後軸，横断軸，垂直軸という三つの軸が存在する．また大腿骨頸部の長軸は斜めに上方かつ内前方に向いている．寛骨臼は大腿骨頭を包み込むように深い半球状のカップ形をしており，外側および前下方へ向いている．寛骨臼側中心部の軟骨のない部分を寛骨臼窩といい，同部には大腿骨頭靱帯（円靱帯）が付着する．寛骨臼窩の屋根が大腿骨頭からの非常に大きな圧力に耐えるように，寛骨臼側の関節軟骨は中心部で薄く辺縁部で厚い．

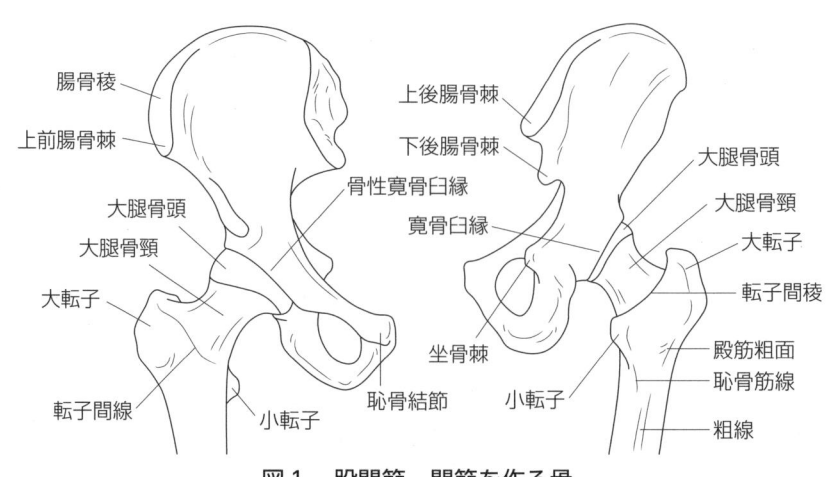

図1　股関節―関節を作る骨

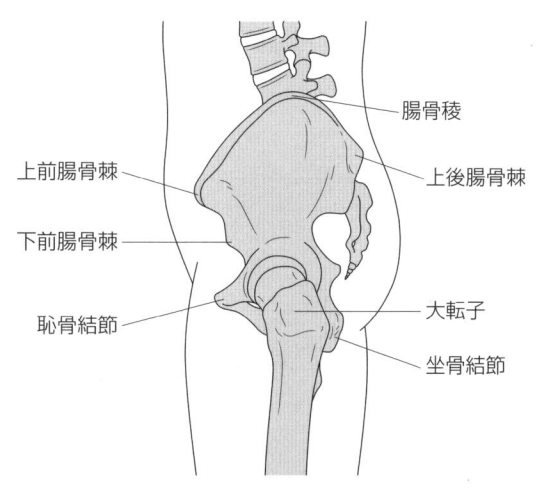

図2　股関節周辺のランドマーク

　大腿骨頭側の関節軟骨は荷重部で 2～3 mm 分厚くなっており，辺縁で薄くなっている．また寛骨臼縁の全周に関節唇という線維軟骨が付着しており，股関節の安定性に寄与している．

2　形態・構造上の特徴

1　解剖学的ランドマーク

　骨盤側では腸骨稜，腸骨棘（上前・上後・下前），恥骨結合，坐骨結節，大腿骨側では大腿骨大転子，大腿骨頭がある（図2）．股関節の骨の形態上の評価としては頸体角，前捻角，臼蓋角（Sharp角）などが計測される．

2　頸体角

　大腿骨の頸体角は，前額面での大腿骨頸長軸と大腿骨骨幹部長軸のなす角度である（図3）．生下時，この角度は約 140～150° であるが，正常な成人では約 125° に減少する．後天的や先天的な要因により頸体角の変化が起こることがあり，一般的に内反股は頸体角が 125° より小さく，外反股は 125° より大きい．この不良アライメントは股関節の生体力学を変え，重度な場合，異常な関節摩耗や股関節脱臼を生じる．

図3　頸体角

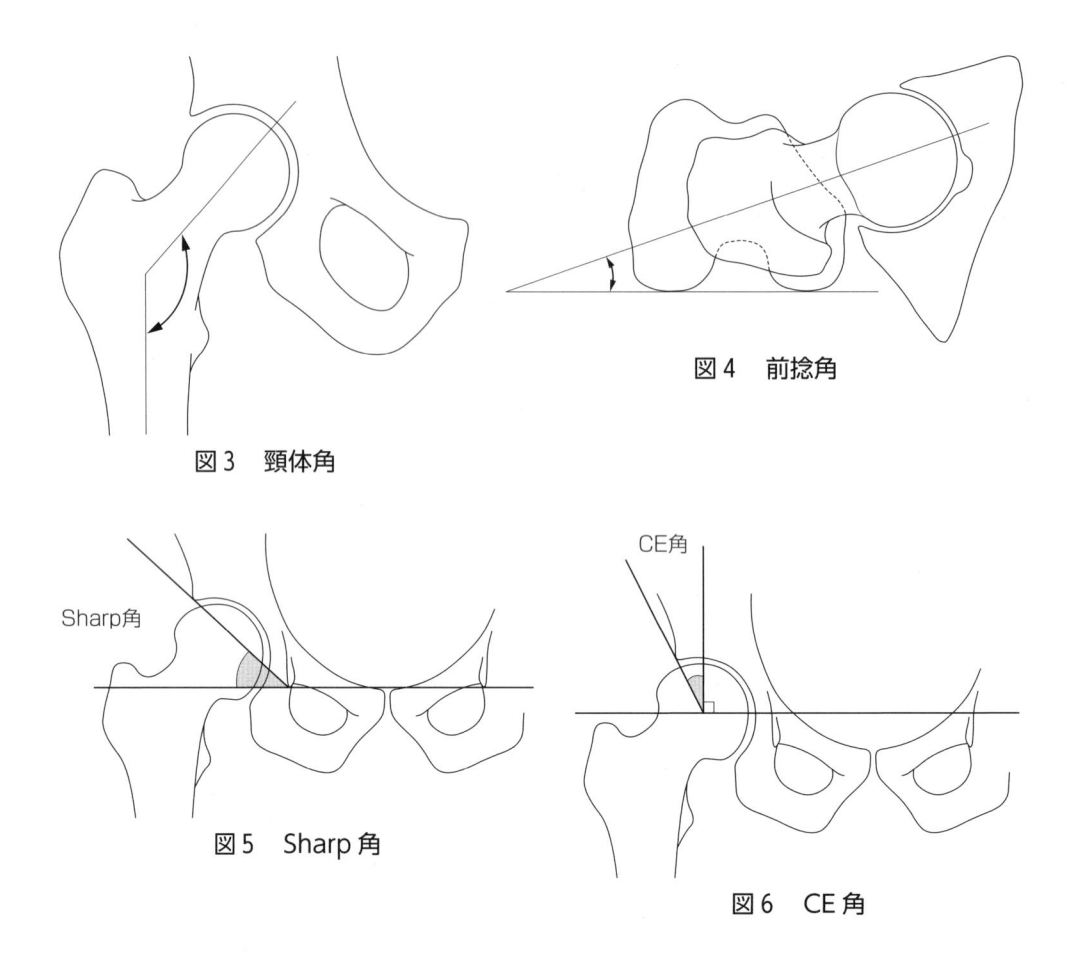

図4　前捻角

図5　Sharp角

図6　CE角

3　前捻角

　前捻角とは，膝の顆部横軸を結ぶ線と大腿骨頸部軸の前額面とがなす角（図4）で，正常例では上方からみると，大腿骨頸は大腿骨内外側顆を通る内外軸に対して約10～15°前方に位置しており，正常な頸体角と15°の前捻により最適なアライメント，関節適合になる．一般的に生下時，30°の大腿骨前捻があるが，骨の成長と筋活動の増加により，この角度は6歳までに15°減少する．過度前捻は関節不適合や関節軟骨の摩耗が増大し，先天性脱臼とも関連するといわれる．

4　Sharp角

　Sharp角とは左右涙痕下端の接線と涙痕下端の臼蓋嘴を結ぶ線のなす角で臼蓋形成不全の程度をあらわす（図5）．諸外国における平均値は33～38°と

図7 股関節の拡大図

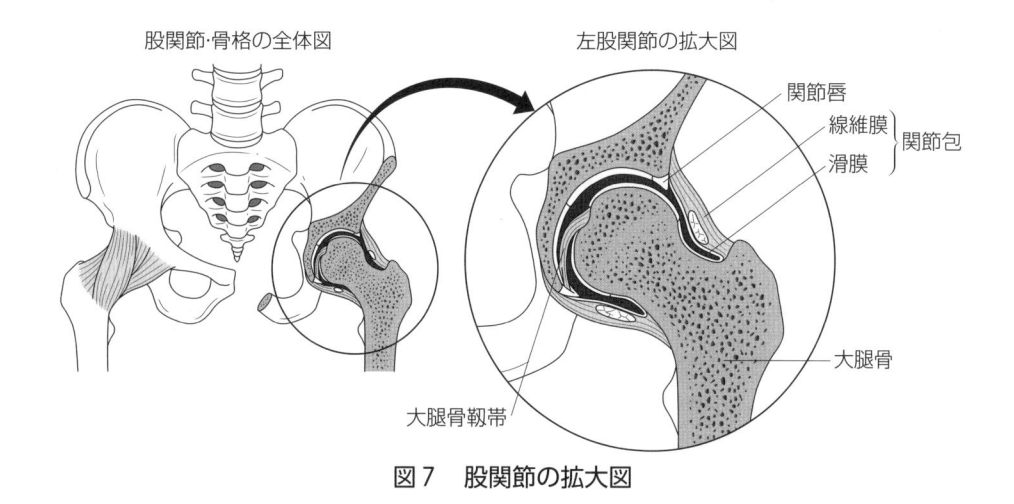

されるが，わが国の平均値は女性で 34〜42°，男性で 35〜39° である．

5　CE（center-edge angle）角

骨頭中心と臼蓋嘴を結んだ線と骨頭中心の垂線がなす角である（図6）．個人差が大きいが，成人で約 27〜34° が平均とされている．CE角が大きいと，荷重時の骨頭荷重面にかかる単位あたりの圧が大きくなり，骨頭応力が限局的に大きくなるため，骨頭の扁平化をきたす要因となる[1]．

6　関節唇

関節唇は厚い関節軟骨，筋，大腿骨近位の海綿骨とともに，股関節にかかる大きな力の減衰を補助する一つに含まれる（図7）．寛骨臼周辺を囲む線維軟骨の輪であり，寛骨臼の縁に沿って付着し，その横断面は三角形である．寛骨臼切痕付近で，関節唇は寛骨臼横靱帯に混入し，ソケット凹面を深く骨頭の縁をしっかりと保持し関節の安定性を増す．また数多くの感覚神経終末が存在し[2]，固有感覚受容器としての役割も大きい．

7　関節包と偽関節包

股関節の関節包は砂時計のような，中央がややくびれた構造をしている．上方では寛骨臼の骨縁と，下方では寛骨臼横靱帯に付着している．大腿骨では前方は転子間線および大転子，小転子と大腿骨頸部の接合部に付着しており，後方では関節包は弓上状の自由縁を有し，末端では大腿骨頸部の 2/3 を

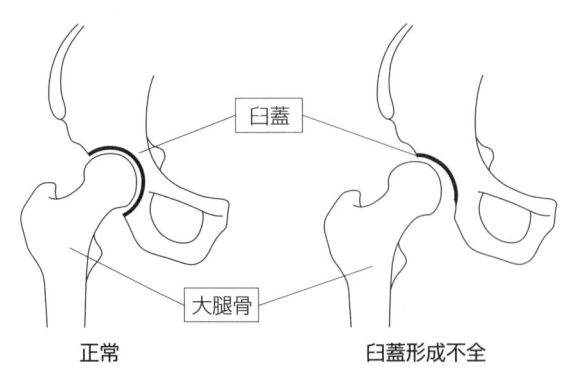

図8 臼蓋形成不全

覆っている[3].

また関節包は関節安定性を担うと同時に，Ruffini 小体を受容器とし固有受容性感覚 proprioceptive sense を制御している．そのため関節包の大半を切除する THA では，術後脱臼に関与するといわれる[4]．また，術後に再生される偽関節包（pseudocapsule）の形成が不十分であることが脱臼に関与しているという報告[5)~7)]もあり，特に術後早期の姿勢や動作指導には注意が必要である．

8 臼蓋形成不全

寛骨臼の発育過程における外的および内的要因が多様に作用して発育のバランスがくずれ，正常な発育が損なわれた結果，生じるものと考えられる（図8）．発育に影響を及ぼす要因として，外傷，炎症，生体力学的変化，骨循環動態変化，内分泌学的変化，さらに遺伝的要因などさまざまなものが挙げられる[8]．通常，臼蓋形成不全は一枚の股関節単純 X 線正面像から判定され，Sharp 角，CE 角，AHI（acetabular-head index）などをもって評価される．臼蓋形成不全の程度をあらわす基準としては Sharp 角を参考にする．女性で 48°以上，男性で 45°以上は明らかな臼蓋形成不全股とされる．

9 臼蓋形成不全における近位大腿骨の骨形態

特徴としては頸部が短く，前捻角が大きい（正常例より 6〜10°）ことが挙げられ[9)10)]，前捻角の増大には頸部自体よりむしろ，小転子以遠の回旋異常が寄与していることが知られている[9]．前捻角の増大により単純 X 線正面像においては頸体角が増大し，外反股のようにみえるが，頸部平面における頸体

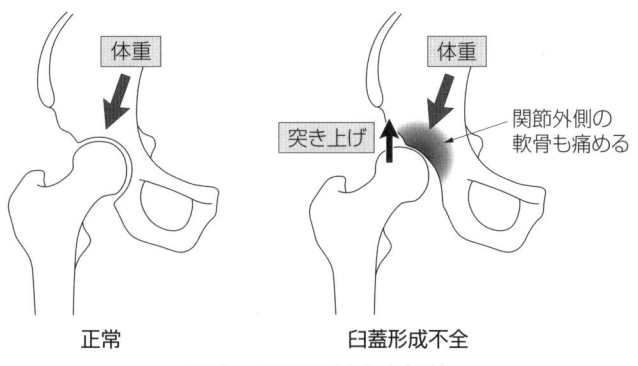

図9 骨頭の外上方偏位

角は正常例に比して大きいとは限らず[10]，正常例も形成不全例も平均約125°であったとされる[9]．

10 臼蓋形成不全での関節唇

臼蓋形成不全においては，骨性の被覆不全を代償するかのように関節唇の幅が増大していることが，関節造影やMRI[11]により確認されている．また荷重を受ける骨性臼蓋部分の範囲が狭く，同部が荷重軸に対して急峻であることより，荷重負荷は関節唇への剪断力として作用する．そして加齢とともに関節唇外側部の剥離・断裂を引き起こし，関節不安定性を生じ，関節軟骨の変性や摩耗から変形性股関節症に進展する．関節唇損傷は病初期から認められる一般的な所見であり，損傷部位は関節唇の前上方から上方に多い[12]．関節唇には感覚神経終末が存在[2]することから，臼蓋形成不全における疼痛の発生原因として関節唇損傷があるものと考えられる．

11 臼蓋形成不全での骨頭偏位

臼蓋形成不全股では負荷が骨頭のほぼ一点に集中する．この負荷が一点に集中した骨頭とそれに対抗する臼蓋部分を中心として，軟骨破壊が進行するものと思われる．このような非生理的負荷が股関節に加わると，徐々に荷重部は骨頭，臼蓋と破壊され，骨頭は外上方へ移動し，股関節はさらに狭い荷重面で荷重を受けるようになる．このため同部の関節軟骨はさらに摩耗し，骨頭はますます外上方へ偏位して関節症が進行する（図9）．

3 筋

　最大荷重関節である股関節の機能を果たすため，強力な筋群がある．筋は股関節の安定化，跛行の除去，着床時の衝撃力緩和に関与する．股関節の運動方向としては屈曲，伸展，外転，内転，外旋，内旋がある．表1に股関節運動に関与する筋をまとめた．解剖学や運動学の教科書では作用は近位（起始）が固定され，遠位（停止）が動くものとして記載されている．しかし筋は，近位側にも作用をもっており，このことも股関節の動きを理解するため

表1　股関節運動に関与する筋

	筋名（支配神経）	屈曲	伸展	外転	内転	外旋	内旋
寛骨内筋	大腰筋（腰神経叢の筋枝）	○				△	
	小腰筋（腰神経叢の筋枝）	○				△	
	腸骨筋（腰神経叢の筋枝）	○				△	
寛骨外筋	大殿筋 上部（下殿神経）		○	△		○	
	大殿筋 下部（下殿神経）		○		△	○	
	中殿筋 前部（上殿神経）	△		○			
	中殿筋 後部（上殿神経）		△	○			
	小殿筋（上殿神経）			△			○
	大腿筋膜張筋（上殿神経）	○		△			
	梨状筋（仙骨神経叢）					○	
	内閉鎖筋（仙骨神経叢）					○	
	上双子筋（仙骨神経叢）					○	
	下双子筋（仙骨神経叢）					○	
	大腿方形筋（坐骨神経）					○	
	外閉鎖筋（閉鎖神経）				△	○	
大腿の伸筋群	縫工筋（大腿神経）	○		△		△	
	大腿直筋（大腿神経）	○					
大腿の内転筋群	恥骨筋（閉鎖神経，大腿神経）	○			○		
	薄筋（閉鎖神経）				○		
	長内転筋（閉鎖神経）				○		
	短内転筋（閉鎖神経）				○		
	大内転筋 前部（閉鎖神経）	△			○		
	大内転筋 後部（坐骨神経）		△		○		
大腿の屈筋群	大腿二頭筋 長頭（脛骨神経）		○			△	
	半腱様筋（脛骨神経）		○		△		△
	半膜様筋（脛骨神経）		○		△		△

括弧内は支配神経を示す．○は主動作筋，△は補助動作筋を意味する．
（山﨑敦：1 股関節の機能解剖．斉藤秀之，他編：極める変形性股関節症の理学療法―病期別評価とそのアプローチ．文光堂，p7，表1, 2013）

に非常に重要である．また変形性股関節症では，変形の進行とともに大転子高位による下肢長短縮や内・外反股などによる関節形態の変化によって，正常の解剖学的位置とは異なるため，筋作用の理解には注意が必要である．

（1）股関節運動に関与する筋

1）屈筋群

主要な股関節屈筋は，腸腰筋，縫工筋，大腿筋膜張筋，大腿直筋，恥骨筋である．

2）伸筋群

主な股関節伸筋は，大殿筋，ハムストリングス（大腿二頭筋の長頭，半腱様筋，半膜様筋），大内転筋の後部である．

3）外転筋群

股関節外転の主動作筋は，中殿筋，小殿筋，大腿筋膜張筋である．

4）内転筋群

股関節内転の主動作筋は，恥骨筋，長内転筋，薄筋，短内転筋，大内転筋である．

5）外旋筋群

股関節の主な外旋筋は，梨状筋，内閉鎖筋，上双子筋，下双子筋，大腿方形筋，外閉鎖筋と大殿筋，縫工筋である．

6）内旋筋群

内旋筋群は外旋筋群よりもずっと数が少なく，力も1/3である．主な内旋筋は小殿筋である．

（2）筋機能不全・萎縮

骨のアライメント不良は筋機能不全の原因になりうる．例えば骨盤を制御する役割をもつ中殿筋の機能不全は，さまざまな原因で発生する．変形性股関節症により大腿骨頭の扁平化や大転子高位をもたらすことがある．大転子高位により，腸骨外側面と大転子の距離が短縮し，中殿筋の収縮性や伸展性が減少することで筋機能不全が起こる（図10）．

変形性股関節症での筋力低下については数多く報告されており，運動能力低下の因子となることが明らかにされている．しかし，変形性股関節症患者は健常者と比較しても，有意な筋萎縮はしていないとの報告もある．また超音波画像を用いて変形性股関節症患者と健常者の下肢・体幹筋の筋厚・筋輝度を比較し，変形性股関節症では中殿筋と腹直筋は筋萎縮していないが，筋内脂肪増加が生じていること，大腿四頭筋では筋萎縮・筋内脂肪増加の双方が生じていることを明らかにした報告もある[13]．

中殿筋は外側広筋に比べtype Ⅱ線維数が全体の3割程度と少なく，typeⅠ線維数の優位な筋であるという[14]．このtypeⅠ線維の優位な筋は代謝特

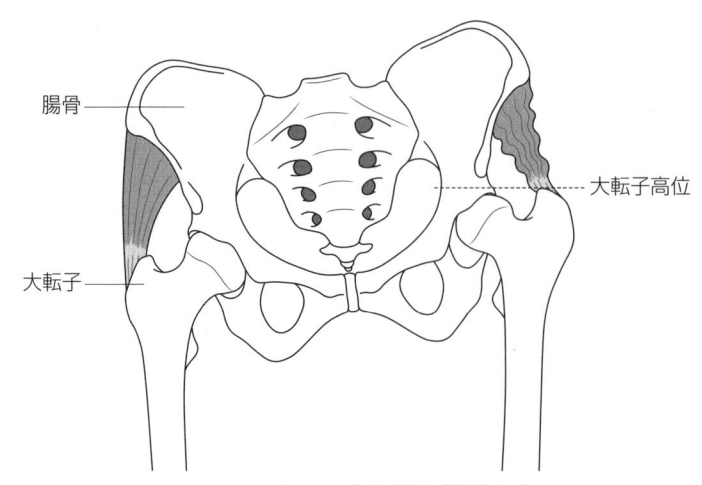

図10　中殿筋の機能不全

性として，酸化酵素活性が高いため収縮速度は遅く，抗疲労性の収縮を特徴とし遅筋と呼ばれている．姿勢保持や主に歩行などの低出力で，繰り返しの収縮動作が要求される中殿筋（遅筋系）にとっては，type I 線維の優位な組成は代謝面からみても効率的であるといえる[14]．

4　靱　帯

　関節包周囲を補強する靱帯として前方には腸骨大腿靱帯，恥骨大腿靱帯，後方には坐骨大腿靱帯がある（図11）．腸骨大腿靱帯は非常に厚く，強い結合

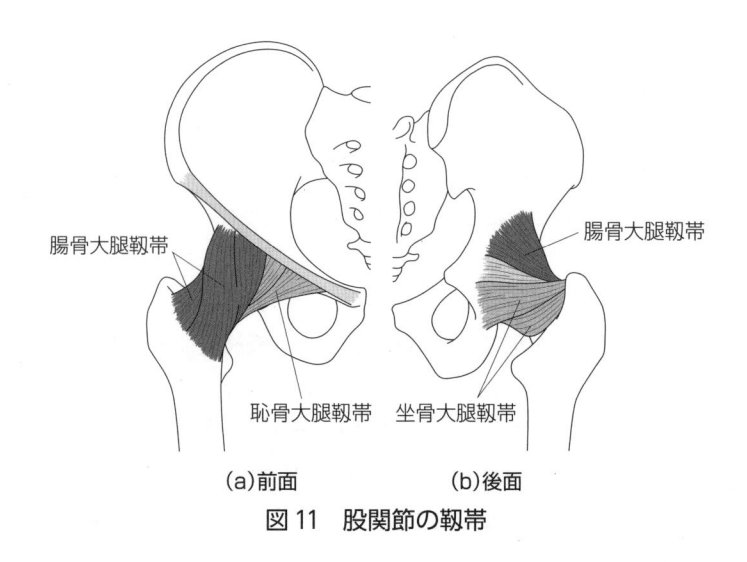

図11　股関節の靱帯

(a)前面　　　　　　　　　(b)後面

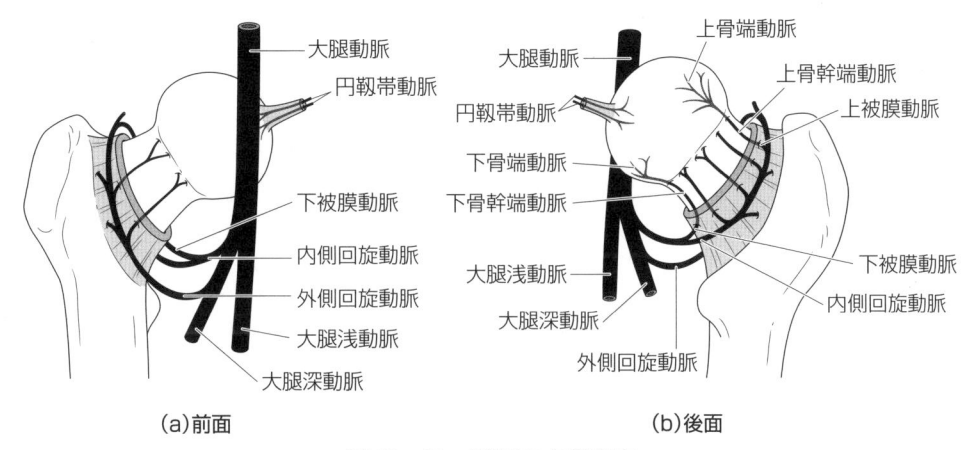

図12　骨・頸部の血管分布

組織で下前腸骨棘より転子間線まで張っておりBigelowのY字形靱帯とも呼ばれる．股関節の過度の伸展，外転および外旋を制限する．恥骨大腿靱帯は，恥骨部より腸骨大腿靱帯と股関節外転を制限する．坐骨大腿靱帯は寛骨臼後方の坐骨より関節包へと癒着し股関節内旋を制限する．

5 血管

　骨盤帯および大腿部は，その大部分が内・外腸骨動脈と大腿動脈に栄養される．内腸骨動脈からは，上殿動脈，下殿動脈，閉鎖動脈が分枝する．大腿骨頭は，大腿骨頭靱帯（円靱帯動脈），内側大腿回旋動脈の分枝である上骨幹端動脈，下骨幹端動脈の三つで栄養される（図12）．これらの血管束が関節包を貫く部位で損傷を受けやすく，脱臼あるいは大腿骨頸部骨折によって血管に断裂などが生じ，大腿骨頭は壊死（骨頭壊死）に陥る危険性がある．

6 神経

　股関節を支配している運動神経として大腿神経，閉鎖神経，上・下殿神経，坐骨神経がある．坐骨神経は下殿神経と大坐骨孔の梨状筋遠位を抜け，大腿屈筋群を支配し，脛骨神経と腓骨神経へ分枝する．坐骨神経は脱臼股において短縮していたとの報告がある[15]．また上殿神経は大坐骨孔の梨状筋近位を抜け，中殿筋，小殿筋，大腿筋膜張筋を支配している．大腿神経は大腿三角

(a) 正常　(b) 外反股　(c) 内反股

------- Mikuliez線

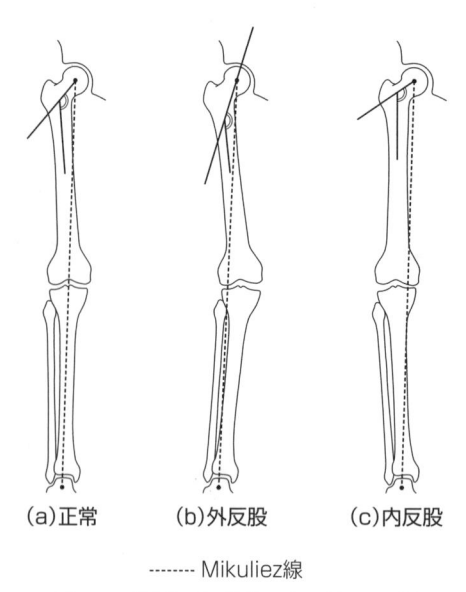

図 13　腰椎-股関節-膝関節の関係

において股関節のほぼ前面を下行，外側大腿皮神経は縫工筋と大腿筋膜張筋の筋間近くを下行している．固有感覚神経支配は，大腿神経が腸骨大腿靱帯，恥骨大腿靱帯や関節包上方部分を，閉鎖神経は恥骨大腿靱帯を，上殿神経は関節包の上・外方部分を支配し，関節包後方部分は第4・5腰神経，第1仙骨神経が支配している．

7　姿勢アライメント

1　立位荷重線

　立位荷重線（大腿骨頭中心から足関節中心を結ぶ下肢機能軸；Mikulicz線）は，膝関節部で大腿骨顆部，脛骨顆部中央を通る（図13）．荷重立位時の頸体角の変化は膝関節部での荷重線のズレとなり，膝関節の内外反に影響を与える．逆に膝関節での異常（内反膝・外反膝）は，股関節部の適合（内反股・外反股）を左右することにもなる．

2　変形性股関節症の下肢荷重率

　変形性股関節症患者の下肢荷重量が左右非対称になる要因として，疼痛，骨変形や骨盤傾斜に由来する脚長差，脊柱・骨盤アライメントの異常，筋力

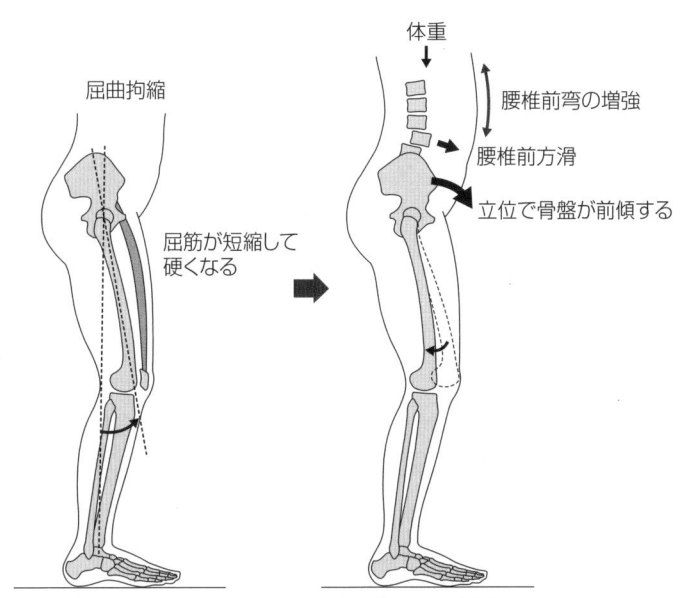

図14 屈曲拘縮が与える影響

の左右差，荷重に対する不安感，荷重感覚の異常などが考えられる．また長期罹病のため，患者下肢への荷重量低下の長期化は重心偏位による特異的な姿勢や動作パターンを形成する背景となる．片側末期変形性股関節症患者の健側に対する患側下肢の荷重率は，静止立位で約42％，起立動作で約36％と運動時の著しい減少を確認している[16]．

3 屈曲拘縮による影響

変形性股関節症では，長期の罹病期間や疼痛によるアライメント変化が大きくなる．固定化した姿勢異常が，股関節機能障害や罹患関節に対する代償作用を引き起こす．股関節屈曲拘縮は骨盤前傾を誘発し，代償性に腰椎前弯を増強させる（図14）．頸体角の増減，関節破壊，内外転拘縮は脚長差を生み，骨盤の側方傾斜から脊椎側弯をきたす[17]．片側変形性股関節症では，脚長差が30 mm以上になると有意に腰椎側弯頻度が上昇する[18]．

4 脊椎後弯による影響

脊椎後弯を呈する高齢者に腰痛や膝関節痛などの関節痛が生じる理由としては，アライメント変化が挙がる．脊椎後弯姿勢のアライメント変化は，脊椎後弯により骨盤後傾，膝関節屈曲・内反変形を伴うことが多い[19)20)]．このよ

うなアライメント変化により，腰部や下肢関節へかかる力学的負荷が増大し，関節痛が生じていると考えられる．そのため，脊椎後弯変形が変形性関節症の発生や進行の要因に関連があると報告されている[21)22)]．また，脊椎後弯を呈する高齢者は，筋力や歩行能力などの身体機能が低下している[23)24)]．また股関節周囲筋と骨盤アライメントとの関連性について，骨盤傾斜角に関連していた筋は腸腰筋と腸骨筋のみであり，大腰筋や殿筋群には骨盤アライメントの影響を認めず，骨盤後傾位のほうが前傾位よりも股関節屈筋筋力を発揮しやすかったとしている[25)]．また過度な骨盤前傾位を呈している変形性股関節症患者では，静止立位や動作時に腸腰筋の筋活動が得られにくく，筋萎縮が容易に確認できたとも報告している．骨盤後傾に伴って大腿骨頭に対する臼蓋の前方の被覆が減少し，それが変形性股関節症の増悪因子になるという報告もある[26)]．

5 Hip-spine syndrome

Hip-spine syndrome とは，1983年にOffierskiとMacNabによって提唱された概念である．これは脊椎と股関節には密接な関係があり，どちらか一方に障害があれば，もう一方にも障害が連鎖するとするものである．病態は以下の四つに分類される[27)]．

(1) Simple hip-spine syndrome
病変は股関節と脊椎の両方に認めるが，いずれか一方が症状の主原因である場合である．

(2) Complex hip-spine syndrome
病変が股関節と脊椎の両方に認められ，症状の主原因が不明瞭な場合である．

(3) Secondary hip-spine syndrome
股関節，脊椎のいずれかに主病変があり，その病変が他方に影響を与える場合である．

(4) Misdiagnosed hip-spine syndrome
股関節，脊椎の主原因を誤診し，誤った治療を行った場合である．
hip-spine syndromeの報告が散見されるが，加齢性変化として若年者・高齢者群間で，その特徴的な二つの病態が論じられている．
亜脱臼性股関節症の若年者群では，股関節屈曲拘縮により骨盤が前傾し，代償的に腰椎前弯が増強するため腰椎症を発生する[27)29)]．一方，高齢者群では，胸椎・腰椎変性後弯に応じて骨盤は後傾し，股関節矢状面における臼蓋前方被覆の低下などから，変形性股関節症の増悪や急速破壊型股関節症

(RDC：rapidly destructive coxarthropath）様股関節症が発生する[26)28)29)]という二点である．

8 変形性股関節症の歩行の特徴

　変形性股関節症患者の歩行の特徴として疼痛性跛行やTrendelenburg歩行，Duchenne歩行が挙げられる．Trendelenburg歩行とは，患側立脚期に反対側の骨盤が下降するTrendelenburg徴候がみられる跛行（異常歩行）のことであり，その際にバランスを保つために代償的に上体を患側に傾けるDuchenne徴候が出現した場合の跛行をDuchenne歩行という．両者のメカニズムは同じでありDuchenne-Trendelenburg歩行と考えればよい．反対に，患側立脚期に反対側の骨盤が上昇する跛行のことを逆Trendelenburg歩行といい，疼痛回避や内転制限がある場合などに生じる（図15）．

　これら跛行の呼称については，医療スタッフの間でも統一した使われ方がなされているとは言いにくいが，生じている現象を正確に捉え，原因を明らかにすることが大切である．なお，Trendelenburg歩行の原因としては，主

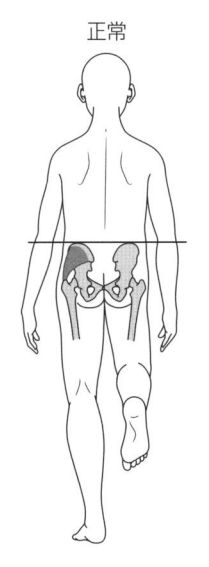

正常では片脚立位になっても，反対側の骨盤は水平に保たれる。

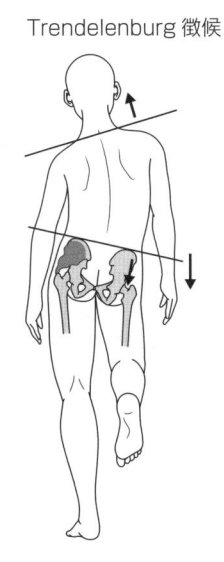

Trendelenburg徴候では，患側での片脚立位で反対側の骨盤が下がる。その際に代償的に体幹が患側に傾斜する（Duchenne徴候）

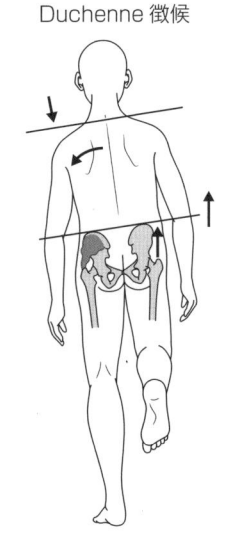

逆Trendelenburg徴候では患側での片脚立位において反対側の骨盤が上がる。

図15　変形性股関節症の歩行の特徴

に外転筋群の筋力低下とされているが，外転筋群のhip abduction lagの存在が介入しているという筋特性説[30]や，関節可動域に影響を受ける[31]との報告もある．

　臼蓋形成不全，骨頭の扁平化・外上方偏位などで起こる脚長差もまた変形性股関節症の特徴の一つである．脚長差は墜落性跛行の原因となり，歩行中のエネルギー効率を低下させるだけでなく[32]，症状を増悪させる危険性がある．

> **ワンポイント**
>
> **手術見学からみる変形性股関節症の印象**
>
> 　当クリニック（増原クリニック）では理学療法士が担当患者の手術見学に入ることになっている．実際に手術室に入ることによって，術前X線評価での予測との相違や術後理学療法について，術者からの情報収集が行える．X線画像ではなかなか予測がつかない関節液の貯留，関節炎の程度から実際の可動域制限因子を特定〔特に内旋可動域では制限因子として坐骨大腿靱帯，外旋筋（梨状筋）が挙げられるが，実際には下方関節包が制限因子となっていることが多い〕が行える．また罹病期間が短いほうが炎症・疼痛が強く骨萎縮型の変形であり，罹病期間が長いほうが疼痛があまり強くなく骨扁平型の変形が多い印象を受ける．

〈文献〉

1) 原　和彦：変形性股関節症の機能解剖とバイオメカニクス．理学療法　**4**：579-588，2004
2) Kim YT, et al：The nerve endings of the acetabular labrum. *Clin Orthop Relat Res* **320**：176-181, 1995
3) 西尾篤人，他：筋骨格　第一部解剖　生理　代謝障害　第1版．p93，1991
4) Nakagawa N, et al：Deterioration of position sense at the hip joint following total hip arthroplasty. A prospective time course study. *Bull Health Sci Kobe* **19**：87-94, 2003
5) Coventry MB：Late dislocations in patients with Chanley total hip arthroplasty. *J Bone Joint Surg* [Am] **67**：832-841, 1985
6) Daly PJ, et al：Operative correction of an unstabletotal hip arthroplasty. *J Bone Joint Surg* [Am] **74**：1334-1343, 1992
7) Miki H, et al：Arthrographic examination of the pseudocapsule of the hip after posterior dislocation of total hip arthroplasty. *International Orthopaedics* (SICOT) **24**：256-259, 2000
8) 東　博彦：臼蓋形成不全の三次元評価．日関外誌　**10**：409-411，1991
9) Noble PC, et al：Three-dimensional shape of the dysplastic femur：implications for THR. *Clin Orthop Relat Res* **417**：27-40, 2003
10) Kaneuji A, et al：Three-dimensional morphological analysis of the proximal femoral canal, using computer-aided design system, in Japanese patients with osteoarthrosis of the hip. *J Orthop Sci* **5**：361-368, 2000

11) Horii M, et al：Coverage of the femoral head by the acetabular labrum in dysplastic hips：quantitative analysis with radial MR imaging. *Acta Orthop Scand* **74**：287-292, 2003
12) Noguchi Y, et al：Cartilage and labrum degeneration in the dysplastic hip generally originates in the anterosuperior weight-bearing area：an arthroscopic observation. *Arthroscopy* **15**：496-506, 1999
13) Fukumoto Y, et al：Muscle mass and composition of the hip, thigh and abdominal muscles in women with and without hip osteoarthritis. *Ultrasound Med Biol* **38**：1540-1545, 2012
14) 加藤　浩，他：股関節疾患者における股関節中殿筋の組織学的・筋電図学的特徴—筋線維タイプと筋電図パワースペクトルとの関係．理学療法学　**29**：178-184，2002
15) 寺西　正，他：脱臼股における坐骨神経の短縮．*Hip Jt* **39**：278-282，2013
16) 三浦なみ香，他：人工股関節全置換術後における術側下肢荷重率の回復特性について（第2報）．*Hip Jt* **38**：93-95，2012
17) 中川法一：変形性股関節症の病期別理学療法ガイドライン．理学療法　**19**：121-129，2002
18) 森本忠嗣，他：変形性股関節症の脚長差と腰椎側弯の関係：Hip-Spine Syndrome．整外と災外　**59**：586-589，2010
19) 原田　孝，他：高齢者の姿勢—脊柱変形と重心線の位置．総合リハ　**22**：133-136，1994
20) 大高洋平，他：高齢者の姿勢と歩行．老年精神医学雑誌　**16**：922-928，2005
21) 古賀良生：変形性膝関節症に対する疫学および生体力学的検討　変形性膝関節症—病態と保存療法．南江堂，pp41-65，2008
22) 長総義弘，他：変形性膝関節症と退行性腰椎疾患合併例（仮称：Knee-Spine syndrome）の事態調査．臨整外　**33**：1271-1275，1998
23) Hirose D, et al：Posture of the trunk in the sagittal plane is associated with gait in community-dwelling elderly population. *Clin Biomech (Bristol, Avon)* **19**：57-63, 2004
24) 坂光徹彦，他：脊柱後彎変形とバランス能力および歩行能力の関係．理学療法科学　**22**：489-494，2007
25) 田仲陽子，他：変形性股関節症患者における骨盤アライメントと股関節周囲筋の関連性の検討．第48回日本理学療法学術大会，2013
26) 岩原敏人，他：腰部変性後彎の力学的考察，X線学的検討—骨盤傾斜と股関節への影響を中心に．臨整外　**23**：811-819，1988
27) Offierski CM, MacNab I：Hip-spine syndrome. *Spine (Phila Pa 1976)* **8**：316-321, 1983
28) 土井口祐一，他：X線学的骨盤腔形態と骨盤傾斜角．整外と災外　**41**：641-645，1992
29) 渡部　亘，他：Hip-spine syndrome—脊椎の変性による姿勢異常と股関節障害（OA）の合併．整外と災外　**41**：567-578，1998
30) 満田基温，他：股関節疾患の運動療法．別冊整形外科　**24**：170-172，1993
31) 永井　聡，他：変形性股関節症の運動分析—三次元動作解析装置を用いた跛行の解析．理学療法学　**23**（学会特別号）：87，1996
32) Boone T, et al：Acute leg length discrepancy causes increased V_{O2}. *Gait Posture* **4**：108-111, 1996

第 II 章

股関節の運動学

II 股関節の運動学

1 股関節の関節包内運動

　直立歩行を行うヒトにとって，股関節を含む下肢帯は体重の支持と歩行運動の二つの機能を担っており，これら二つの機能を有効に活用するために可動性よりも支持性を保つ構造になっている．特に，歩行において股関節が重要な役割を果たすことはいうまでもないであろう[1]．前項の解剖学に引き続き，本項では股関節の運動学，関節運動学について述べる．

　股関節の構造は，骨盤を形成している寛骨の外下方に位置する関節窩の寛骨臼（凹面）と関節頭である大腿骨頭（凸面）との間に形成される代表的な球関節（臼状関節の一種）である．関節窩としての月状面は球面の一部であって，関節唇が球面の赤道を越えて月状面の続きをなしている[1,2]．関節包は関節唇より外で寛骨に付着しているため，関節唇は関節腔へ突出した状態を呈している．大腿骨頭では，関節包の付着線は大腿骨頭の軟骨縁からほぼ同じ距離の部分を輪状に走っている[2]．

　前述のとおり，股関節は球関節であるため運動自由度は3度であり，屈曲-伸展，外転-内転，外旋-内旋の運動を有し，それらの運動が組み合わさった分回し運動が可能である．基本的な運動軸は3軸であるが，実際の運動上は多軸で無数の運動を行える．これらの運動を可能にしている股関節の関節包内運動は，大腿骨頸部を介して，関節軟骨が存在する月状面と大腿骨頭の間で生じている[1]．非荷重位，つまり足関節が接地せず自由な状態の際，大腿骨頭は寛骨臼に対して凸の法則に従い，関節包内運動が生じる．

1　各運動方向における関節包内運動

（1）屈曲-伸展

　股関節屈曲伸展の関節包内運動では，頸体角の存在のため軸回旋に最も近い動きが起こる．屈曲の際は骨頭は後方へ，伸展の際は前方への軸回旋が起こる．

図1　内転筋の発揮トルク

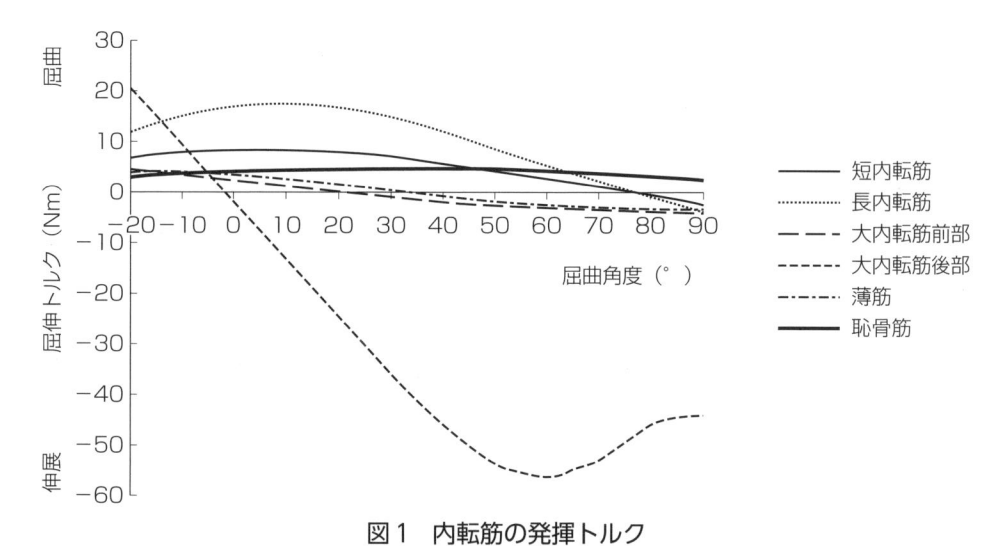

(小栢進也,他:関節角度の違いによる股関節周囲筋の発揮筋力の変化―数学的モデルを用いた解析.理学療法学　38:97-104,2011)

(2) 外転-内転

股関節外転内転の関節包内運動では,寛骨臼関節面の縦径上で滑りが生じる.外転時は下内側へ,内転時は上外側へ滑る.

(3) 外旋-内旋

股関節外旋内旋の関節包内運動では,寛骨臼関節面の横径上を前後に滑る運動が起こる.外旋すると前方へ,内旋すると後方へ滑る.

2　筋作用の逆転

一般に,筋の作用は解剖学的肢位における作用が広く知られているが,筋収縮による作用は三次元的に考える必要がある.関節角度が変化することによって,筋の作用線と関節中心との位置関係が変化し,モーメントアーム,筋線維長も同時に変化する.そのため,関節角度の変化に伴って発揮される筋力が変化し,筋の作用が逆転する現象も起こる.

最も典型的な例が内転筋の屈曲成分の逆転である.内転筋(短内転筋,長内転筋,大内転筋,恥骨筋,薄筋)の発揮トルクを図1に示す.各筋とも股関節伸展20°で屈曲トルクを有した.しかし,股関節屈曲角度が増すにつれて屈曲トルクは減少し,大内転筋後部は屈曲0°,大内転筋前部は屈曲20°,薄筋は屈曲30°,短内転筋および長内転筋は屈曲70°で伸展筋に変化した[3].股関節の屈曲角度が0°のときの各筋の内外旋作用は,外旋のモーメントアームをもつ筋が多いが,股関節の屈曲角度が90°に増加すると,内旋のモーメ

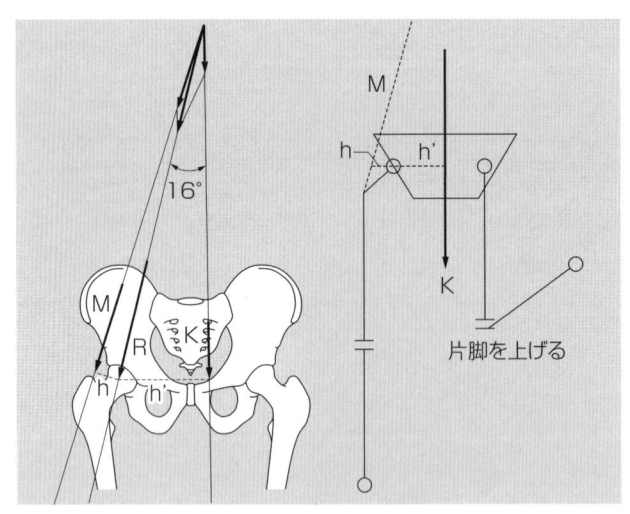

図2　Pauwelsの理論

ントアームをもつ筋が多くなる．外旋筋として代表的な梨状筋や中殿筋後部線維も90°股関節屈曲位では内旋筋となる[4]．

3　股関節にかかる荷重

　体重と筋力（主として外転筋力）が合わさり（合力），股関節に加わる．股関節にかかる荷重の作用方向およびその大きさは，変形性股関節症をはじめとする股関節疾患の病態の解明や治療の基礎となる大切な情報である．Pauwelsの理論が有名であり，両脚起立時には下肢の重量を除いた体重（K）が両大腿骨頭に均等に加わる（図2）．その力は体重の約31％とされる．片脚立位の場合にはその合力は体幹部・両上肢・頭部および反対側下肢の重量の合計（K）と外転筋力（M）の合計となる．テコ比（h, h'）を入れて計算すると，$M \times h = K \times h'$，$h' = 3h$であるから$M = 3K$となる．すなわちその大きさは約3倍となり，結局骨頭には体重との合力で体重の約4倍の力が作用する．合力の方向は正常股関節の場合骨頭中心を通り，体幹軸に対して約16°傾いている．この際に健側に一本杖を使用すると骨頭にかかる力は体重以下となる[5]．

4　関節包内運動の異常

　正常な股関節の関節包内運動（構成運動）は前述のとおり，屈曲-伸展では軸回旋に近い動き，外転-内転・外旋-内旋では滑りの動きが生じる．変形性股関節症では臼蓋形成不全や骨棘の形成に伴い，関節の適合性が低下し正常

な関節包内運動が妨げられることになる．

1. 屈曲-伸展運動では後方への滑りが障害されると屈曲および内旋が，前方への滑りが障害されると伸展および外旋が制限される．股関節屈曲を阻害する因子としては，大殿筋やハムストリングスなど伸筋群の緊張や短縮が挙げられ，股関節伸展を阻害する因子は腸腰筋や大腿直筋など屈筋群の緊張や短縮が挙げられる．また，伸展制限には腸骨大腿靱帯など靱帯の緊張も影響する．

2. 外転-内転運動では下方への滑りが障害されると外転が，上方への滑りが障害されると内転が制限される．特に股関節外転運動では滑り運動が起きにくくなり，転がり運動が起こってしまう．股関節外転を阻害する因子には内転筋群や恥骨大腿靱帯，坐骨大腿靱帯などの緊張や短縮が挙げられ，股関節内転を阻害する因子には外転筋群や腸骨大腿靱帯の横走線維束の緊張や短縮が挙げられる．

3. 外旋-内旋運動では後方への滑りが障害されると外旋が，前方への滑りが障害されると内旋が制限される．股関節外旋を阻害する因子は内旋筋群や腸骨大腿靱帯の横走線維束，恥骨大腿靱帯の緊張や短縮が挙げられ，内旋を阻害する因子には外旋筋群や坐骨大腿靱帯の緊張や短縮が挙げられる．また，変形により大腿骨の前傾が大きい場合は外旋が，小さい場合は内旋が制限される．

5　骨盤の前傾・後傾の影響

矢状面上で立位アライメントを観察した場合，変形性股関節症患者では両股関節・膝関節を屈曲し，足関節は背屈していることが多く，骨盤は前傾もしくは後傾している場合が多い．骨盤前傾している患者は二次性の股関節症に多く，後傾している患者は一次性の股関節症に多いとされている[6]．骨盤前傾位の患者では，大腿骨頭の被覆率を増大させることを目的としてこのようなアライメントになる[7]ことが考えられ，一方，後傾位の患者では，加齢に伴う異常姿勢により代償的に起こっていることが考えられている[8]．骨盤前傾位をとることにより，股関節の接触面を変え疼痛を回避していることが考えられ，術前より習慣化していることが多い．

こうした骨盤前傾・後傾位が筋活動に影響が出るという報告がある．剛体バネモデルを用いた研究では，骨盤の前傾・後傾によって股関節伸展筋や，片脚立位保持に必要であり，歩行時にも重要な役割を果たす外転筋群の張力が変化することが報告されている[9]．骨盤前傾角度が10°では，筋張力発生が大殿筋で約32％，中殿筋で約46％，小殿筋で約22％であり，骨盤前傾位が

20°では，それらが約43％，約38％，約19％と変化する．また，Clarkら[10]の報告でも，骨盤前傾位では大殿筋，中間位では中殿筋・小殿筋，後傾位では大腿筋膜張筋が比較的よく外転に関与していることが考えられる．これらの結果から，正常では股関節外転筋は中殿筋が有意にはたらいていることになるが，骨盤が前傾位をとると大殿筋が多くはたらくことが考えられる．つまり，矢状面上で骨盤が前傾すると外転筋の筋活動に影響があり，歩行時などで筋の出力に影響を及ぼすことが考えられる．

一方，両側変形性股関節症女性患者30名を対象とした報告[11]によると，骨盤後傾群（14名）では後傾角度と外転トルクとの間に有意な負の相関関係が認められ，後傾角度が増加するにつれて外転トルクが低値を示し，骨盤前傾群では前傾角度と外転トルクとの間に相関関係は認められなかったとしている．この結果と前述のClarkら[10]の報告とを踏まえ，骨盤前傾位における大殿筋と骨盤後傾位における大腿筋膜張筋では，それぞれ関与する筋断面積に起因して，骨盤前傾位では角度が増加しても外転トルクは低下しなかったことに対し，骨盤後傾位では角度に依存し外転トルクが低値を示したと推察されている[11]．

これらの報告からわかることは，骨盤前傾位であれ後傾位であれ，骨盤の位置が正常な状態と比較すると，股関節外転筋の筋出力・筋活動が異なることである．正常とは違う筋のはたらきにより，外転筋の障害に起因するTrendelenburg歩行やDuchenne歩行を呈することが考えられる．

6 歩行の病態

変形性股関節症患者では，疼痛や関節可動域制限，筋力低下などの機能障害が影響し，正常歩行からは逸脱した歩容を呈する．

変形性股関節症患者における歩行周期変動時間と歩容異常との関係を分析した報告[12]では，一歩行周期の中で患側下肢の変動係数が健側下肢よりも有意に大きく，患側下肢の変動係数は体幹動揺と負の相関関係にあるとしている．また，Murrayら[13]の報告では，変形性股関節症患者では，歩幅の減少，患側立脚期時間の短縮，歩行率の減少，体幹動揺の増大，股関節最大伸展角度の減少などが認められているとする．そして，Watelainら[14]の初期変形性股関節症患者における患側の骨盤や下肢関節にどのような代償運動が起こるかを調べた研究では，変形性股関節症患者群では歩行速度の遅延，ストライド長の短縮，歩行率の減少，push-off時の骨盤の側方傾斜角度の増大，push-off時の骨盤の前後傾角度の増大，骨盤の側方傾斜可動域の増大，骨盤の前後傾可動域の増大などが報告されている．これらの研究成果から，患側下肢，

特に患側立脚期になんらかの問題が生じていることが考えられる．

この変形性股関節症の立脚期における代表的な問題として，Trendelenburg徴候とDuchenne現象が挙げられる．Trendelenburg徴候は患側立脚期に健側の骨盤が下がることであり，Duchenne現象は患側立脚期に骨盤が下がるのを防ぐために体幹を側屈させることである．これらについては，股関節外転筋である中殿筋の筋力低下の影響が大きいと考えられる．変形性股関節症患者の中殿筋の廃用性筋萎縮に関する研究[15]によると，病期の進行に伴いtype II線維の著明な萎縮が認められている．type II線維とは，筋線維の中でも代謝特性が解糖系酵素活性にすぐれており，筋収縮の速度が速い瞬発的な運動に適している．このtype II線維の萎縮があるために，踵接地以降の片脚立位をとる際に必要な外転モーメントが発揮できずに，骨盤の水平位維持が困難となりTrendelenburg徴候やDuchenne現象といった異常歩行を呈してしまうことが考えられる．

また，Kobe[16]のDuchenne-Trendelenburg徴候（D-T徴候）を呈する変形性股関節症患者の研究によれば，D-T徴候陽性群における中殿筋のEMG（electromyogram）活動の平均値は，健常者と比べて有意に大きかったという．この研究では，内転筋の活動は立脚中期でほとんど認められず，内外転活動比は健常者で約9倍，変形性股関節症群では10倍以上であり，変形性股関節症患者群の内外転筋力は健常者に比べて有意に小さかった．

また体幹傾斜角と中殿筋筋力には有意な負の相関が認められたとし，内転筋はD-T徴候出現に関与しておらず，中殿筋の筋力低下がD-T徴候の一つの原因であったとしている．変形性股関節症患者の中殿筋のEMG活動が健常者より大きかったのは，中殿筋の筋力低下があるため，中枢神経機構が股関節安定に必要とされる活動レベルまで代償することが示唆されている．中殿筋の筋力低下以外の問題では，骨盤水平位保持には中殿筋の筋力低下のみならず予測的な筋収縮の遅れがあり，立脚初期に大殿筋と協調してはたらくことができないとの指摘があり[17]，また下肢EMGの研究[7]においては，健常者に比べて変形性股関節症患者のほうが中殿筋の筋収縮ピーク値発現時間が遅延していることが報告されており，緩衝作用のための予測的な筋収縮が生じていないことを示唆しており，関節包や靱帯の機械受容器の機能低下に由来する可能性もある．

II 股関節の運動学

〈文献〉

1) 博田節夫（編著）：AKA 関節運動学的アプローチ 博田法 第2版．医歯薬出版，pp22-26，2007
2) 長島聖司，他（訳）：分冊 解剖学アトラス III 神経と感覚器 第5版．文光堂，pp198-201，2004
3) 小栢進也，他：関節角度の違いによる股関節周囲筋の発揮筋力の変化―数学的モデルを用いた解析．理学療法学　38：97-104，2011
4) 市橋則明：股関節の動きを運動学的視点から考える．理学療法学　38：613-614，2011
5) 奈良　勲（シリーズ監修），吉尾雅春（編）：標準理学療法学 運動療法学総論 第3版．医学書院，2010
6) 中村泰裕：Hip-spine syndrome―日本人立位X線2方向像からみた高齢発症の股関節症．第18回股関節研究セミナー記録集．pp35-41，2003
7) 新小田幸一，他：変形性股関節症のバイオメカニクスとADL指導．PTジャーナル　44：1073-1081，2010
8) 中村泰裕，他：腰椎骨盤alignmentと高齢発症の股関節症．整外と災外　46：939-949，2003
9) 姫野信吉：剛体バネモデルによる股関節骨頭合力の推定について．関節の外科　18：1-6，1991
10) Clark JM, et al：Anatomy of the abductor muscles of the hip as studied by computed tomography. J Bone Joint Surg am　69：1021-1031, 1987
11) 山田　実，他：変形性股関節症患者の骨盤傾斜角度と外転トルクとの関係．Hip Joint　30：120-122，2004
12) 山田　実，他：変形性股関節症患者における歩行周期時間変動と歩容異常の関係．バイオメカニズム学会誌　30：211-215，2006
13) Murray MP, et al：Walking pattern of patients with unilateral hip pain due to osteoarthritis and avascular necrosis. J Bone Joint Surg　53：259-274, 1971
14) Watelain E, et al：Pelvic and lower limb compensatory actions of subjects in an early stage of hip osteoarthritis. Arch Phys Med Rehabil am　82：1705-1711, 2001
15) 加藤　浩，他：中殿筋の働きを探る 変形股関節症に対する理学療法．理学療法のとらえかた―Clinical Reasoning PART2．文光堂，pp74-94，2003
16) Kobe A：Hip abductor and adductor activity during Duchenne-Trendelenburg gait in persons with osteoarthritic hip. Journal of the Tsuruma Health Science Society Kanazawa University　31：9-19, 2007
17) 対馬栄輝，他：変形性股関節症患者における跛行と歩行時下肢の筋活動時期との関係．理学療法学　23：218-225，1996

第 III 章

股関節障害を有する疾患

III 股関節障害を有する疾患

変形性股関節症（表1）のうち，高齢者に多く原因不明で骨脆弱を伴うものを一次性変形性股関節症と呼び，力学的・免疫学的・生化学的など多方面から原因が検討されている．一方，先天性股関節脱臼，臼蓋形成不全に由来するもの，化膿性股関節炎，Perthes病，大腿骨頭すべり症などによる遺残変形，大腿骨頭壊死症，単純性股関節炎などの先行疾患を有するものを二次性変形性股関節症と呼び，わが国では後者が80%を占める．

本項では二次性変形性股関節症の原因疾患を中心に，股関節障害を有する疾患として病態を説明していく．

1 先天性股関節脱臼

先天性股関節脱臼は病因については不明であるが，先天的な関節の弛緩性や出産および出生後の下肢肢位の強制などの力学的要因が，単独あるいは複数に絡み合って発生すると考えられている．発生率は出産1,000に対して1～3の割合（0.1～0.3%）で，男女比は1：5～9と女子に多い．近年は検診

表 1 変形性股関節症の原因[1]

一次性変形性股関節症	
二次性変形性股関節症	1）先天性疾患（先天性股関節脱臼，臼蓋形成不全） 2）炎症性疾患（化膿性股関節炎，股関節結核） 3）外傷　　大腿骨頸部骨折，股関節脱臼，骨盤骨折 4）Perthes病 5）大腿骨頭すべり症 6）大腿骨頭壊死症 7）慢性関節リウマチ 8）強直性脊椎炎 9）神経病変（Charcot関節） 10）その他疾患（内分泌疾患，代謝性疾患，骨系統疾患）

（松野丈夫：股関節．寺山和雄，他（監），石井清一，他（編）：標準整形外科学 第7版．医学書院，p500，表28-5，1999より引用，一部改変）

の普及により発生率は激減している．

2 臼蓋形成不全

　臼蓋形成不全は，本来ならば大腿骨頭の 2/3 を覆う臼蓋の包み込みが浅く，十分に骨頭を覆えていない状態である．幼小児で基準とされる臼蓋角は正常値 30°以下（成人の CE 角は正常値が 25°以上，Sharp 角は正常値が 40°以下）であり，これを満たさない場合は臼蓋形成不全の可能性があると考える．後に変形性股関節症に進展することがあるため，骨切り術などでの予防的措置が必要な場合もある．

3 大腿骨頭すべり症

　大腿骨頭すべり症は思春期（10～16 歳）の成長が盛んな時期に，大腿骨近位骨端線で骨端部が頸部に対して後下方に滑る疾患である．肥満児に多く，思春期の男性では女性の 2.5 倍多いとされている．また大腿骨頭すべり症の特徴として，一般的に後下方へ滑ることが多く，患肢は著しく外旋しており，股関節屈曲・外転・内旋の可動域が制限される．また，股関節を屈曲すると同側股関節が外転および外旋位となる Drehmann 徴候が特徴的である．

4 Perthes 病（ペルテス病）

　Perthes 病は，大腿骨頭と頸部の一部を含めた無腐性または虚血性壊死であり，大腿骨頭の関節面の不整，大腿骨骨頭部の成長障害などを起こす疾患である．4～10 歳に多く，5：1 と男児に多く発症する．跛行で気づくことが多く，時に股から大腿，膝への軽い疼痛を訴える．内旋と外転の可動域低下がみられ，特に開排制限が出る．治療は，壊死骨頭を免荷させ股関節を外転位で保持する装具を装着する．

5 単純性股関節炎

　単純性股関節炎は，5 歳前後の小児に発生しやすい一過性の股関節炎であ

り，小児の股関節痛で最も多い原因疾患である．突然，股関節や膝関節の疼痛を訴え疼痛性跛行による歩行困難が生じ，発熱を伴うことがあるため化膿性股関節炎と症状が似ているが，予後および治療法が異なるため，識別が非常に大切である．

6 特発性大腿骨頭壊死症

　特発性大腿骨頭壊死症は大腿骨頭の循環障害により，骨壊死が生じた状態である．ステロイド剤の投与，アルコール摂取などは危険因子として考えられているが，いずれも骨壊死発生機序は明らかにされていない．単純X線で骨頭内硬化像，骨頭の透過陰影像，MRIのT1強調画像で帯状低信号（band pattern）があれば診断が確定する．

〈引用文献〉
　1）寺山和雄，他（監），石井清一，他（編）：標準整形外科学　第7版．医学書院，p500，1999

〈参考文献〉
　1）林　俊吉，他：臨床研修医のための整形外科　8　股関節疾患．臨整外 **42**：778-784，2007
　2）山嵜　勉：整形外科理学療法の理論と技術．メジカルビュー社，1997
　3）寺山和雄，他（監），石井清一，他（編）：標準整形外科学　第7版．医学書院，pp476-498，1999

第 IV 章

変形性股関節症について

Ⅳ 変形性股関節症について

1 疫学

　欧米では大部分が一次性変形性股関節症であるが，わが国では二次性変形性股関節症が多く認められている．疫学に関する報告は少ないが，単純 X 線診断によるわが国の有病率は 1.0～4.3％であり，このうち男性は 0～2.0％，女性は 2.0～7.5％と女性で多くみられている[1]．変形性股関節症の発症年齢は一般的に 40～50 歳であるが，先天性股関節脱臼の治療歴がある症例では，30 歳前後と比較的若い年代で発症している．

2 病態

　変形性股関節症は，関節軟骨の変性や摩耗によって関節の変形が生じ，股関節の疼痛や可動域制限を起こす疾患である．危険因子としては臼蓋の被覆が浅い臼蓋形成不全があると臼蓋外側部への負荷が増加し，関節症進行の危険性が高い．股関節に負荷がかかる重労働，スポーツ，肥満も危険因子となる．従来，一次性といわれてきた症例の中には，寛骨臼と大腿骨頸部の接触によって軟骨損傷が発生する大腿骨寛骨臼インピンジメント（FAI：femoroacetabular impingement）の関与があるともいわれている．

3 診断

1 問診

　既往歴では先天性股関節脱臼，化膿性股関節炎，Perthes 病，大腿骨頭すべり症の有無を聞くことは重要である．ステロイド剤投与歴，アルコール摂取歴は，特発性大腿骨頭壊死症の鑑別に必要である．重労働の有無，肥満，スポー

表1 二次性変形性股関節症の基礎疾患

炎症性疾患 　関節リウマチ，化膿性股関節炎，股関節結核など
股関節発育障害 　先天性股関節脱臼，臼蓋形成不全，Perthes病，大腿骨頭すべり症など
外　傷 　寛骨臼骨折，股関節脱臼，大腿骨頭軟骨下脆弱性骨折など
大腿骨頭壊死症 　特発性大腿骨頭壊死症，症候性大腿骨頭壊死症
代謝性疾患 　痛風，偽痛風，血液透析，hemochromatosis，ochronosis など
内分泌性疾患 　巨人症，副甲状腺機能亢進症
腫瘍，腫瘍性類似疾患 　色素性絨毛結節性滑膜炎など
その他 　血友病，急速破壊型股関節症，Charcot関節など

ツ歴，過去の外傷の有無も聞いておくべき項目である．また家族歴として，先天性股関節脱臼の有無，関節リウマチや膠原病の有無を聴取する（表1）．

2　身体所見

　腰椎疾患との鑑別のため，疼痛の部位を明らかにすることが大切である．鼠径部（Scarpa三角）の疼痛と圧痛を認めることが多い．大腿部の疼痛や殿部痛を訴えることがある．股関節の可動域制限（屈曲・外転・内旋）が起こり，それに伴う歩行障害を認めるようになる．他動的に屈曲，外転，外旋させると疼痛が誘発されることがあり，このテストを Patrick test という．股関節の外転筋力である中殿筋の筋力が低下すると，Trendelenburg徴候が出現する．歩行障害には脚長差による墜落性跛行，中殿筋の筋力低下のために健側に骨盤が傾斜する Trendelenburg 跛行，疼痛による疼痛性跛行などがある．

3　画像診断

（1）単純X線撮影

　わが国では日本整形外科学会の病期分類が主に用いられている（表2）．股関節単純X線正面像において，関節裂隙の狭小化，軟骨下骨の骨硬化像，骨棘形成，骨嚢胞形成，臼底肥厚（double floor），骨頭変形（骨頭内側の骨棘を

表2 変形性股関節症のX線学的分類

1. 前股関節症
   臼蓋形成不全などの形態異常はあるものの，関節裂隙の狭小化は存在しない状態．
2. 初期股関節症
   関節裂隙は部分的に狭小化しているが，消失はしていない状態．
3. 進行期股関節症
   部分的な関節裂隙の消失（軟骨下骨の接触）がある状態．
4. 末期股関節症
   関節裂隙の広範な消失．

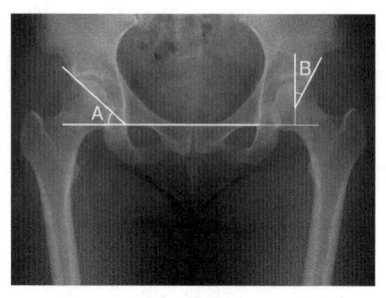

図1 Sharp角とCE角

A Sharp角（acetabular angle）
涙痕下端と臼蓋外側縁を結ぶ線と左右の涙痕下端を結ぶ線のなす角度．
日本人成人平均値 男性：35～39°／女性：34～42°

B CE角（center edge angle）
骨頭中心を通る垂線と骨頭中心と臼蓋外側端を結んだ線とのなす角度．
成人…20°以下：臼蓋形成不全，20～25°：境界域，25°以上：正常
日本人成人平均値…男性：30～32°／女性：27～34°

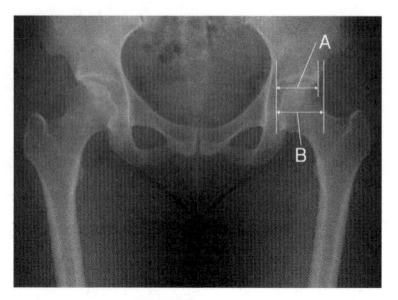

図2 acetabular-head index (AHI)

大腿骨頭内側端から臼蓋外側端までの距離（A）を大腿骨頭横径（B）で除した値を100倍したもの
日本人成人平均値…男性：82～88%／女性：80～89%

capital dropという）などが認められる（図1）．X線画像上ではCE角（center edge angle），Sharp角，AHI（acetabular-head index）が臼蓋形成不全の指標となる（図2，図3）[2)～5)]．臼蓋形成不全の診断にはCE角が最も利用されている．

(2) CT

臼蓋や大腿骨頭の形態，骨棘や骨嚢胞の形成がわかる．形態学的には臼蓋前開き角度，大腿骨前捻角を評価することができる．

(3) MRI

関節軟骨や関節唇の損傷を診断するうえで有用である．D-GE-MEDRIC

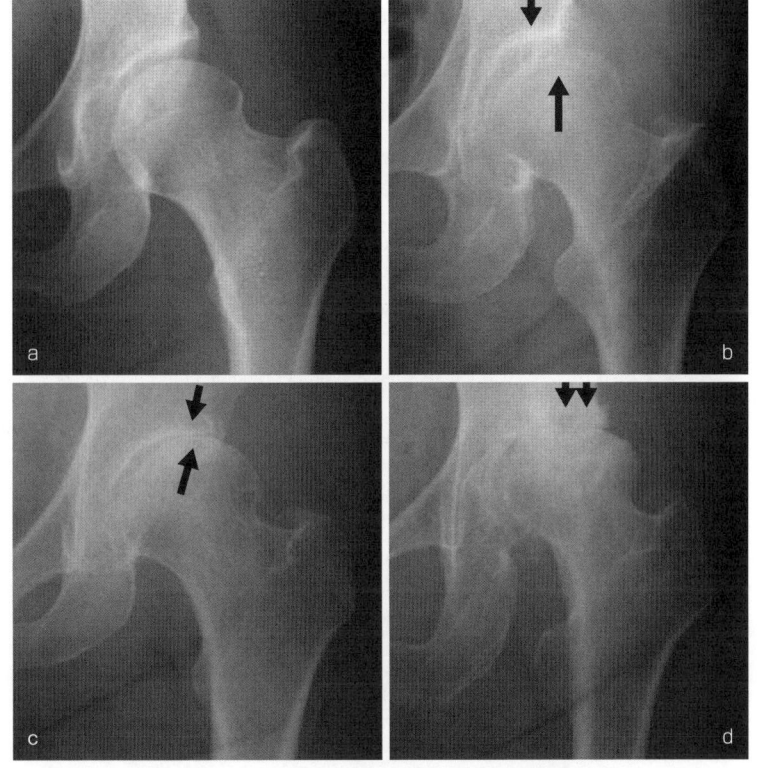

図3 変形性股関節症のX線学的病期
a 前股関節症：臼蓋形成不全などの形態異常はあるものの，関節裂隙の狭小化はみられない．
b 初期股関節症：関節裂隙は部分的に狭小化しているが，消失はしていない．軟骨下骨の骨硬化像がみられる．
c 進行期股関節症：部分的な関節裂隙の消失（軟骨下骨の接触）がある状態．骨頭に骨囊胞の形成がみられる．
d 末期股関節症：関節裂隙が広範囲に消失している．臼底の二重像が認められる．

（delayed gadolinium-enhanced magnetic resonance imaging of cartilage）やT2 mappingは早期の軟骨変性を診断することができるため，その後の関節症性変化の進行予測が可能である[6)7)]．

4 分類

　変形性股関節症は原因となる基礎疾患がない一次性と，基礎疾患や関節構造の変形を有する二次性とに分類される（表1）．わが国では臼蓋形成不全に起因する二次性変形性股関節症が大部分である．変形性股関節症病期分類（日

本整形外科学会）では，主に関節裂隙の状態に注目して判定される（表2）．関節裂隙の狭小化，軟骨下骨の骨硬化像，骨囊胞形成，骨棘形成，骨頭変形などがみられる．

　診断は問診，身体所見，画像所見を総合的に検討して行う．

〈文献〉

1) 日本整形外科学会診療ガイドライン委員会，他：わが国における変形性股関節症の有病率は？ 変形性股関節症診療ガイドライン．南江堂，pp9-10, 2008
2) Sharp IK：Acetabular dysplasia. The acetabular angle. *J Bone Joint Surg Br* **43**：268-272, 1961
3) 松葉　健，他：Sharp角（acetabular angle）について．整形外科 **27**：41-44, 1976
4) Wiberg, G：Studies on dysplastic acetabula and congenital subluxation of the hip joint. With special reference to the complication of osteoarthritis. *Acta Chir Scand* **83**(Suppl **58**)：29-38, 1939
5) Heyman CT, et al：Legg-Perthes disease. *J Bone Joint Surg Am* **32**：767-778, 1950
6) Kim YJ, et al：Assessment of early osteoarthritis in hip dysplasia with delayed gadolinium-enhanced magnetic resonance imaging of cartilage. *J Bone Joint Surg Am* **85**：1987-1992, 2003
7) Nishii T, et al：Loaded cartilage T2 mapping in patients with hip dysplasia. *Radiology* **256**：955-965, 2010

第 V 章

変形性股関節症に対する保存療法

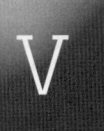

V 変形性股関節症に対する保存療法

1 変形性股関節症の原因

1 はじめに―股関節炎か変形性股関節症か？

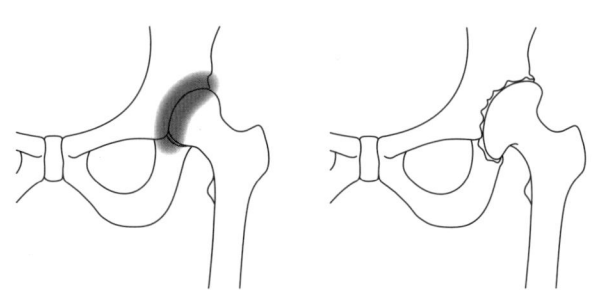

図1 股関節炎か変形性股関節症か？

「変形性股関節症」は英語表記では，「osteoarthritis of the hip」である．また反対に「osteoarthritis of the hip」を日本語に直訳すると「股関節炎，骨関節炎」となり，「変形性」という言葉は当てはまらない（図1）．欧米では主に臼蓋形成不全や先天性股関節脱臼のような原疾患のない一次性の変形性股関節症が多いとされており[1,2]，その主症状は股関節の炎症により生じる股関節痛である．しかし，わが国では二次性の変形性股関節症が多く，その症状の特徴から「股関節炎」というより「変形性股関節症」という診断名がよく当てはまっていると思われる．「変形性股関節症」とは単に股関節の炎症だけでなく，股関節が変形してしまう病気（図2）であり，その「変形」が一番の特徴であり一番の問題であることから，わが国では「股関節炎」ではなく「変形性股関節症」とされたと推察する．

実際に，末期変形性股関節症であっても股関節痛がほとんどない症例を多く経験するが，股関節の変形に伴う関節拘縮や脚長差により，姿勢の歪みや二次的な他関節の障害が生じ，股関節を起源とした関節障害を増やすことになってしまう[3-5]．やはり，変形性股関節症に対して保存療法を実施する場

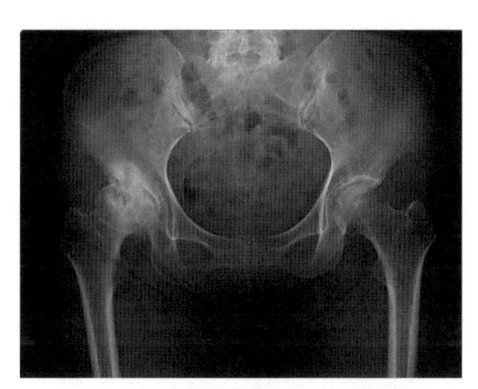

図2　変形性股関節症のX線画像

合，股関節の炎症や疼痛だけでなく，股関節変形の進行防止について取り組まなければならない．

では，その変形性股関節症の「股関節の痛みの原因は？」，また「股関節の変形の原因は？」について考えたい．この変形性股関節症の主な症状の「痛み」と「変形」の原因を知らなければ，保存療法は実践できない．

2　股関節の痛みの原因は？

(1) 痛みの基礎

身体にある一定以上の強さの有害な刺激が加えられた場合，痛みの感覚が生じる[6]．国際疼痛学会（IASP：International Association for the Study of Pain）によると，痛みとは，『実質的あるいは潜在的な組織損傷に結びつく，あるいはそのような損傷をあらわす言葉を使って表現される不快な感覚・情動体験』であるとしている．つまり，痛みとは疼痛という言葉であらわされる一感覚情報という意味だけではなく，情動反応や中枢での情報処理をも含む多種多様な情報を処理した体験である（図3）．

骨，筋，関節包，靱帯などの組織になんらかの有害な刺激が加わることで，その組織が損傷され，炎症が生じることで疼痛が生じる（図4）．炎症とは損

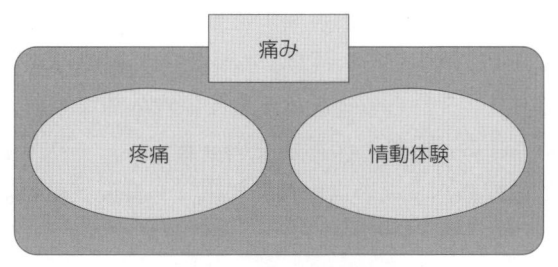

図3　痛みの模式図

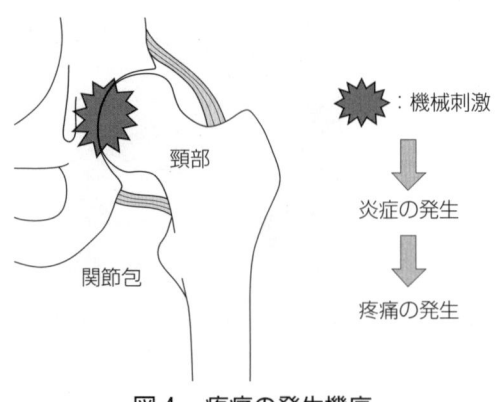

図4　疼痛の発生機序

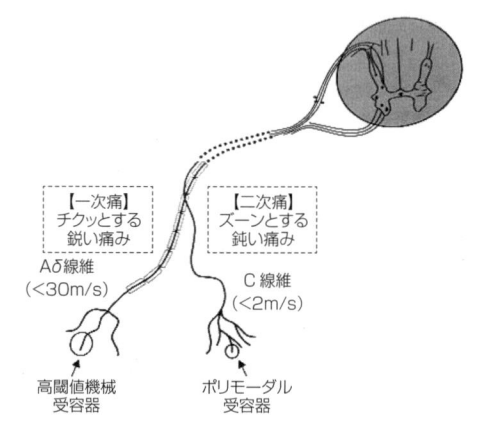

図5　一次侵害受容ニューロンと自由神経終末の侵害受容器
(松原貴子, 他：ペインリハビリテーション. 三輪書店, p24, 図1-15, 2011)

傷を受けた組織の除去および修復を促進するための生体の生理反応[7]であり, 損傷部位ならびにその周辺に発赤, 腫脹, 熱感とともに疼痛を生じさせる. 損傷部位の修復において炎症は必須条件であり, この生理反応が正常に機能しないと組織の修復が滞ってしまう.

　炎症によって生じた疼痛の情報は, 関節内に多く分布する自由神経終末によって受け取られる. 疼痛を伝える神経線維は有髄のAδ線維と無髄のC線維であり, これらの線維は正常では機械的な刺激に反応しないが, 関節に炎症が生じると応答し関節痛を引き起こす. 一次侵害受容ニューロン (Aδ線維とC線維) 末端の自由神経終末にある侵害受容器 (図5)[8]を刺激することで生じる痛み[9]を侵害受容性疼痛と呼ぶ.

　自由神経終末で受け取られた末梢における疼痛の情報が, 次は中枢へ伝え

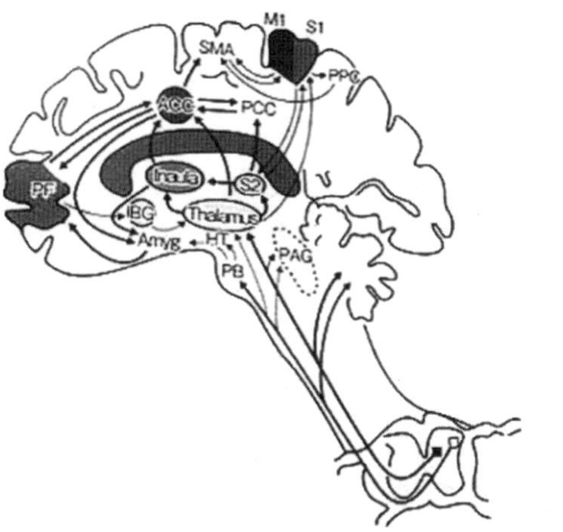

図6　痛みに関連する脳領域
■：視床，■：大脳皮質感覚野
(Apkarian AV, et al：Human brain mechanisms of pain perception and regulation in health and disease. *Eur J Pain* **9**：463-484, 2005)

られる．これは会社で例えるならば，各部署で集められた情報が徐々に上司へ伝わり，最終的に社長に伝わるようなものである．社長の耳に届く間に各部署で情報が選別されていくのと同様に，疼痛の情報も選別される．疼痛は急性痛と慢性痛に分けられ，変形性股関節症のように関節の末梢組織が損傷されて炎症が生じた際の疼痛は急性痛に属する．また，急性痛は一次痛と二次痛に分けられる[10]．一次痛は，いつどこが刺激されたか識別できる信号として，高閾値機械受容器のような特異的侵害受容器の興奮に始まり視床を経て大脳皮質感覚野へと入力される（図6）[11]．

一方，二次痛は時間的・空間的にも識別性が低く，さまざまな組織の状況に応じて著しく修飾を受ける非特異性をもち，ポリモーダル受容器が関与する．その中の経路は，視床・大脳皮質感覚野へ直行するものは限られており，延髄・橋・中脳・視床下部などへ入力され，さらに島・前帯状回・扁桃体などの旧皮質へ中継される[10]．

このように，一次痛，二次痛，いずれにしても疼痛に関係している領域は多く存在する．そして，疼痛はさまざまな部位で情報処理が行われているため，股関節の疼痛という機械的な刺激の感覚的側面のみならず，疼痛からくる不快感や不安感など情動的側面を含めて，総合的に痛みとして評価する必要があると考える．

（2）変形性股関節症の疼痛

変形性股関節症の股関節痛の特徴[12]としては，Ⅰ）鼠径部に出現することが多い，Ⅱ）長距離歩行後に違和感や軽い鈍痛として自覚する，Ⅲ）数カ月〜

数年間に増悪と軽減を繰り返し徐々に増悪する，Ⅳ）圧迫や荷重，回旋運動で誘発され安静にすると軽減する，Ⅴ）炎症が強くなると痛みは持続的となり安静時や夜間時にも出現する，といったことが挙げられる．股関節痛の原因は，①摩耗した関節軟骨粉により生じた滑膜炎による痛み，②股関節周囲の筋肉（特に股関節外転筋）の疲労やだるさによる痛み，③変形性股関節症が進行した際（末期変形性股関節症）の軟骨下骨層の破壊や硬化による痛み，④機械的刺激に誘発された滑膜炎症に大別されている[13]．

また，このほかに近年注目されている大腿骨寛骨臼インピンジメント（FAI：femoroacetabular impingement）による股関節唇損傷がある．実際に，変形性股関節症患者の大部分において関節唇損傷が認められている[14]．股関節唇には疼痛を知覚する自由神経終末が存在するため[15,16]，関節唇損傷によって炎症が生じ疼痛を引き起こしていることが考えられる．関節内に炎症が生じると関節液が貯留し，通常陰圧である関節内圧が亢進し，滑膜や関節唇，関節包に存在する侵害受容器を刺激し疼痛を引き起こす．

変形性股関節症は病期が進行すると疼痛が強くなる[17〜19]とされているが，末期変形性股関節症であっても疼痛がほとんどない患者を経験する．骨や軟骨には侵害受容器が存在しないため，股関節の変形が著しい状態であっても，関節内に炎症が生じていなければ疼痛は発生しない．末期変形性股関節症になると，長い罹患期間に股関節周囲の筋の変性が進行している場合が多く，筋性の疼痛を生じていることも少なくない．疼痛の部位や程度，その原因には個人差があり，一人ひとり詳細な評価が必要であると考える．

変形性股関節症患者の中で，股関節周囲だけでなく股関節とは異なる部位に疼痛が発生する場合がある．これを関連痛と呼び，主に大腿前面から膝関節周囲に疼痛がみられる．これは，股関節の関節包や靱帯へ多数の神経から関節包枝が伸びているためで，股関節障害による神経痛が原因である．関節包の前方は大腿神経，前内方は閉鎖神経，後外方は上殿神経，後方は坐骨神経および仙骨神経叢の枝がそれぞれ支配している[20]．股関節疾患患者の痛み発生部位は鼠径部59.6％，殿部44.2％，大腿部36.5％，大転子部34.6％，膝部23.1％，腰部17.3％，足部3.8％，下腿部1.9％であったと報告されている[21]．膝疾患，腰椎疾患，坐骨神経痛などと疼痛部位が重なり，股関節由来の疼痛との鑑別が必要である．

このように，股関節やさまざまな部位に痛みが生じ，持続すると痛みの誘因や刺激などが徐々に明確さを失い，慢性化することがある．そして，痛みが持続することで視床の活動を増加または抑制することがあり，視床下部にも影響を与え自律神経障害をもたらすことがある[22]．つまり，変形性股関節症自体は運動器（末梢）の変化であるが，痛みが慢性化することで脳（中枢）の可塑

的変化をもたらすことがあるため，慢性痛へ移行しないよう詳細に評価し，その患者の特性に応じた治療プログラムを立案していく必要性があると考える．

3　股関節の変形の原因は？

（1）本当に臼蓋形成不全だけか？

わが国では，臼蓋形成不全を原疾患とした二次性の変形性股関節症が多く，「変形性股関節症の原因は臼蓋形成不全である」と考えられている場合が多い（図7）．たしかに臼蓋に形成不全がある症例では，関節軟骨にかかる荷重圧[23]や関節応力[24]が局所的に集中しており，軟骨の変性を招く危険性をもっている（図8）．つまり，臼蓋形成不全は変形性股関節症の進行の危険因子であるといえる．しかし，臼蓋形成不全を有していても股関節の変形が進行しない症例も多く存在する．また，変形性股関節症の発症年齢は40〜50代とされているが[2)25)]，関節軟骨にかかる運動負荷は活動量の高い10〜20代のほうが大きいと考えられる．

「なぜ，関節軟骨にかかる運動負荷が比較的小さい40〜50代で，変形性股関節症は発症し，その変形が進行していくのか？」．変形性股関節症における

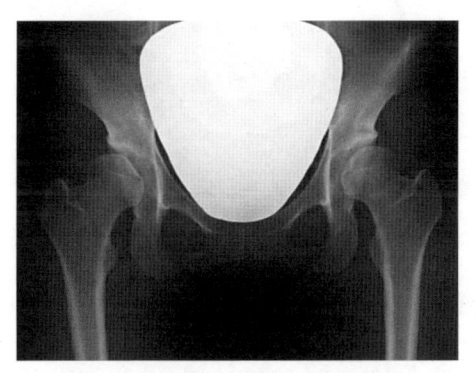

図7　臼蓋形成不全のX線画像

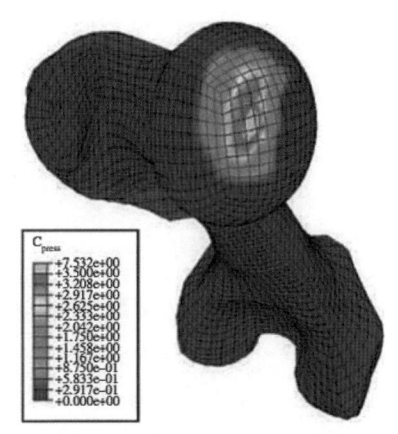

図8　臼蓋形成不全の荷重圧分布
骨頭の上後方部分に荷重圧が集中している．
(Horak Z, et al：Biomechanical factors influencing the beginning and development of osteoarthritis in the hip joint. *Wien Med Wochenschr* **161**：486-492, 2011)

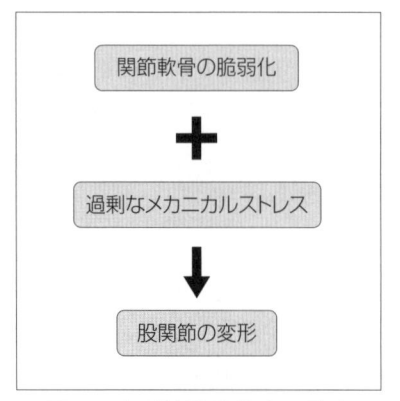

図9 変形性股関節症の発症の要因

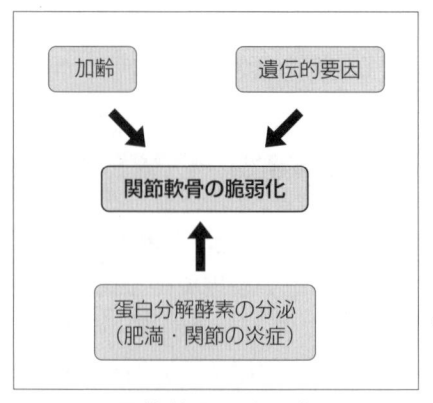

図10 関節軟骨の脆弱化に影響する因子

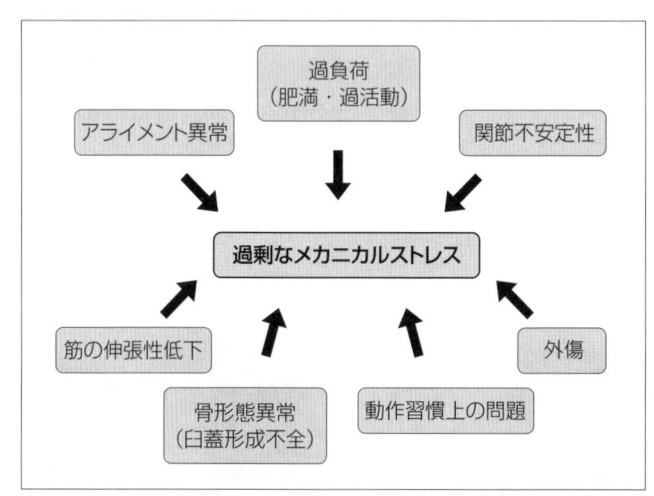

図11 関節軟骨へのメカニカルストレスを増加させる因子

股関節の変形進行の原因は臼蓋形成不全だけではなく，そのほかのさまざまな危険因子も重なっていることを理解しておく必要がある．

（2）変形性股関節症とメカニカルストレス

関節の変形とは，軟骨変性，軟骨下骨の変化，骨棘形成などの骨変化を特徴とする．これらの骨変化は，関節軟骨の脆弱化に過剰なメカニカルストレスが加わることが原因で引き起こされると考えられている（図9）．関節軟骨の脆弱化に影響を与える因子には，加齢や遺伝的な要因，肥満や関節の炎症による蛋白分解酵素の分泌などが挙げられる（図10）．

メカニカルストレスを増加させる因子には，肥満や過活動による過負荷，臼蓋形成不全などの骨形態異常，関節不安定性，アライメント異常，筋の伸張性低下，外傷，動作習慣上の問題などが挙げられる（図11）．これらの骨変

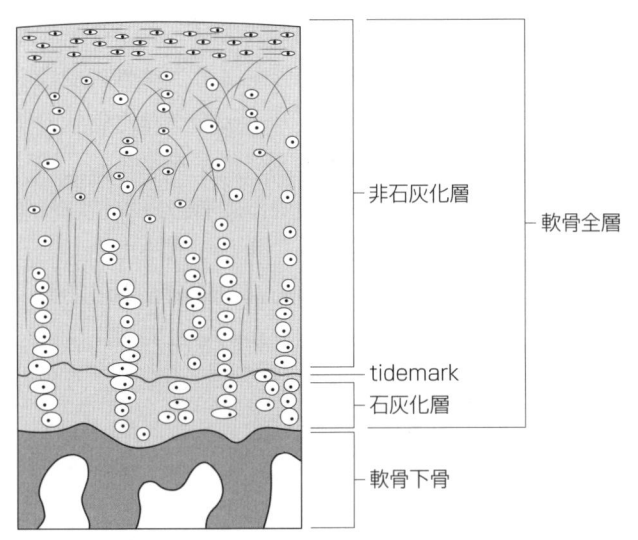

図12 関節軟骨の構造
(森山英樹:変形性関節症の生物学.近畿理学療法学術大会誌 **42**, 2013)

化の危険因子が重なることで変形性股関節症は発症し，病期進行を引き起こすと考えられる．その危険因子の中で，臼蓋形成不全は股関節の軟骨に局所的にメカニカルストレスを与える骨形態異常の一つであるといえる．臼蓋形成不全を抱えたまま年齢を重ね40～50代になり，加齢とともに関節軟骨の脆弱化が起こり，過負荷や筋の伸張性低下などのメカニカルストレスが過剰に加わった場合，変形性股関節症が発症すると考える．反対に言えば，臼蓋形成不全であっても，そのほかの過剰なメカニカルストレスが加わらなければ，変形性股関節症が発症しない可能性もあると考えることができる．

(3) 関節軟骨の変性と軟骨下骨の変化のメカニズム

関節軟骨は硝子軟骨で構成され，tidemarkを境に，非石灰化層と石灰化層に分かれる．非石灰化層は，最表層から，輝板，浅層，中間層，深層，石灰化層の5つの層状構造をとる（図12）[26]．

関節軟骨は約70%が水分，約20%がコラーゲン，約10%はプロテオグリカンからなり，軟骨細胞は1～5%程度である．関節軟骨には，血管，リンパ管，神経組織が存在せず，その栄養と酸素は滑液と軟骨下骨からの拡散によって供給される．関節軟骨の変性は，関節軟骨の脆弱化を基盤として，過剰なメカニカルストレスが加わることで，関節軟骨がもつ自己修復機能のバランスがくずれ引き起こされる．過剰なメカニカルストレスにより関節表面の輝板の破綻が起こり，続いて軟骨表面の微小亀裂が出現する．その微小亀裂は数を増し，深部にまで達するようになり軟骨表面の破綻を招く．

変形性関節症を発症した関節内では，コラーゲンやプロテオグリカンを分解する蛋白分解酵素が過剰に分泌され，軟骨の変性の進行が促進される．また，メカニカルストレスにより，破壊された軟骨の断片が滑膜細胞や軟骨細胞を刺激し，炎症性サイトカインなどを産生し，関節の炎症と疼痛を引き起こす[26]．臨床では，関節の炎症と疼痛の出現により初めて関節内に異常があることを発見できる．関節の骨変化が微小であり，X線学的な変化が確認できなかったとしても，関節の炎症や疼痛がある場合，蛋白分解酵素の分泌や軟骨の変性が生じている可能性があると考え，股関節にかかるメカニカルストレスを減らし，関節の炎症が長く続かないように対応することが，変形性股関節症の進行防止には重要であると考える．

関節内の骨変化は軟骨表面だけではなく軟骨下骨にも生じる．過剰なメカニカルストレスと同時に，軟骨下骨における骨形成と骨吸収の不均衡が生じる．骨芽細胞による骨形成が増加し，軟骨下骨の肥厚・骨硬化が進行する．関節の辺縁部では軟骨内骨化により力学的要請に応じた骨棘が形成される．また，破骨細胞の活性化により骨吸収が増加し，軟骨下骨の骨量減少，骨囊胞が生じる[28]．いったん骨変化が生じると，もとの軟骨の状態に戻ることはない．

(4) 筋肉の硬さが変形性股関節症の原因？

股関節にかかるメカニカルストレスの指標として，股関節接触応力がある．その股関節接触応力に関して興味深い知見がある．Correaら[29]は健常成人の筋骨格モデルを作成し，歩行時の股関節接触応力と筋張力や重力との関係性について調べ，全股関節接触応力の約95％が筋張力による影響であり，残りの約5％が重力による影響であったと報告している．

また，股関節周囲筋のうち，中殿筋と大殿筋の筋張力の影響がそのほとん

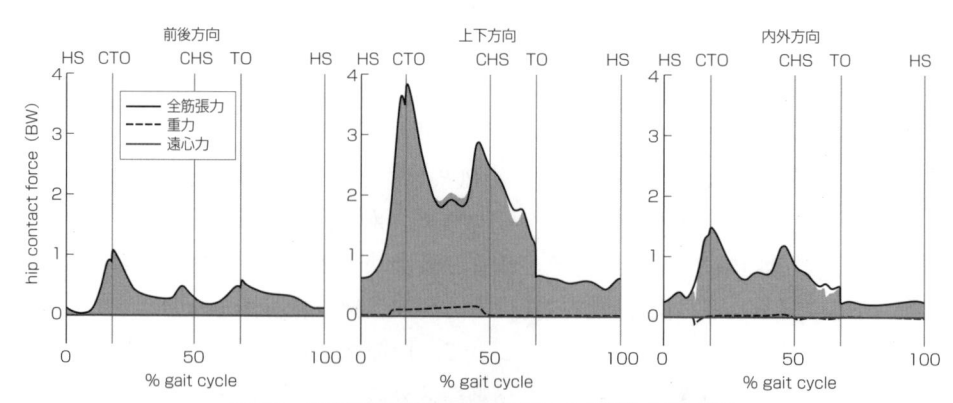

図13 歩行時の股関節接触応力に関係する因子

(Correa TA, et al：Contributions of individual muscles to hip joint contact force in normal walking. *J Biomech* **43**：1618-1622, 2010 より引用，一部改変)

図14 筋別の股関節接触応力
(Correa TA, et al：Contributions of individual muscles to hip joint contact force in normal walking. *J Biomech* **43**：1618-1622, 2010 より引用，一部改変)

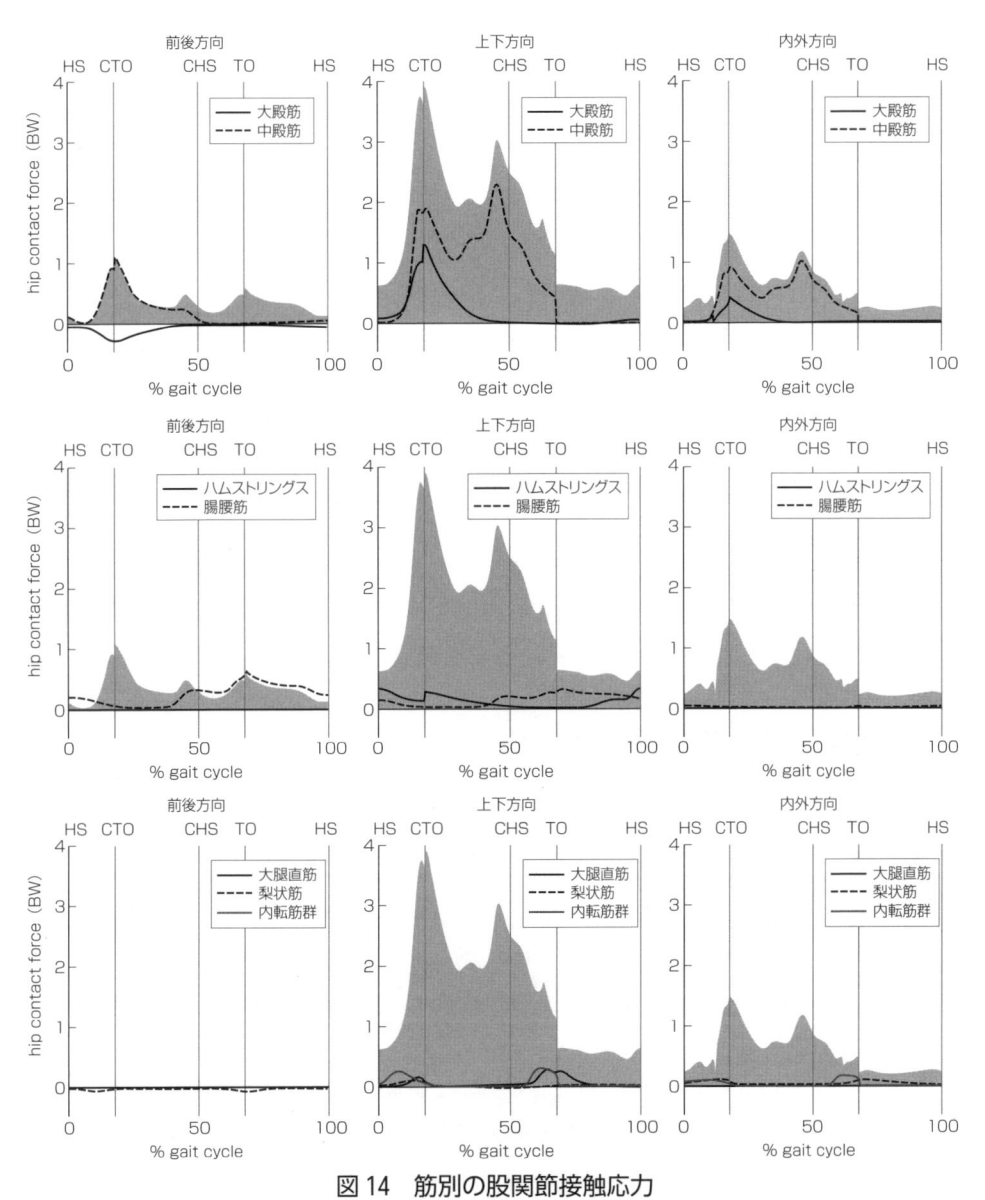

どを占めていた（図13，図14）．

　筋張力は，筋の柔軟性と筋活動の影響を受けるため筋の柔軟性が乏しく，歩行時の筋活動量が高いと筋張力も高いと考えられる．臼蓋形成不全をもつ患者では，その骨形態の特徴から力学的に中殿筋や大殿筋の筋力発揮が不利な状態にあり，自然と歩行時の筋活動量が健常者に比べて高くなる．高い筋活動量のまま生活を続けていると，筋の柔軟性が低下し，歩行時の筋張力が

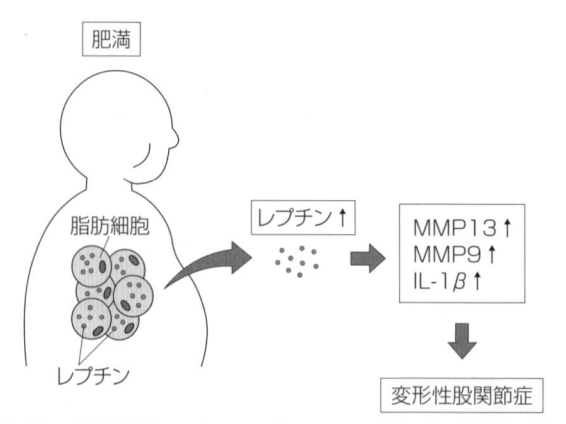

図15 脂肪細胞の中のレプチン，レプチンと蛋白分解酵素の関係性の流れ

高くなっていることが予想される．つまり，歩行時の股関節接触応力も高くなっており，それに臼蓋形成不全により荷重圧や関節応力が局所的に集中しやすいことが重なり[23)24)]，軟骨の破壊を引き起こすことが十分に考えられる．中殿筋や大殿筋の柔軟性の低下が変形性股関節症の原因となるといえる．

（5）肥満と変形性股関節症の関係

肥満や体重の増加も股関節へかかるメカニカルストレスの一つである．実際に，体重が1kg増えれば股関節へかかる合力は3～4kg分増えることになるとよく説明される．しかし，肥満と変形性股関節症の関係性は明らかにはなっているが，体重の増加による荷重量増大が，変形性股関節症の発症に与える影響については明らかにはなっていない[30)]．現状では，BMIの増加と変形性膝関節症の関連性はあるが，変形性股関節症との関連性はほとんどないとされている[31)32)]．

そこで近年，注目されているのは脂肪細胞により生成されるレプチン（leptin）というペプチドホルモンである．このレプチンは，関節軟骨の成分であるコラーゲンやプロテオグリカンを分解する蛋白分解酵素 MMP（matrix metalloproteinase）13 や MMP9，炎症性サイトカインの IL-1β を増加させる[33)]．また，レプチンは MMP13 の活動を高め[34)]，関節軟骨の変性を引き起こす一つの要因であることが明らかになっている[35)]．脂肪組織の多い肥満患者はこのレプチンが多く生成され，レプチンが肥満と変形性関節症を結びつけているといえる[36)]．これらのことから，体重増加による変形性股関節症の発症の直接的な関係性はまだ明らかにはなっていないが，脂肪組織に含まれるレプチンと変形性関節症との関連性（図15）は明らかであり，肥満が変形性股関節症を引き起こす要因であるといえる．

4 トピックス—FAI（大腿骨寛骨臼インピンジメント）

近年，変形性股関節症を引き起こす原因の一つとして，FAIによる股関節唇損傷が注目されている．FAIはGanzら[37]により提唱され，「原則として臼蓋形成不全や関節面の適合不良を認めないが，股関節の動きに伴い臼蓋縁と大腿骨頸部が衝突し（図16），関節唇や関節軟骨に損傷を生じ，関節症をきたす症候群である」とされている．FAIは骨形態上の特徴により三つに分類される（図17，図18）．カム型（cam type）は大腿骨側の形態異常であり，大腿骨頭から頸部にかけての骨性の隆起が特徴である．ピンサー型（Pincer type）は臼蓋側の形態異常であり，臼蓋後捻や過剰被覆が特徴である．その両型が合わさった混合型（mixed type）がある．

FAIによる股関節唇損傷が生じやすい動作は，しゃがむ，床の物を拾う，

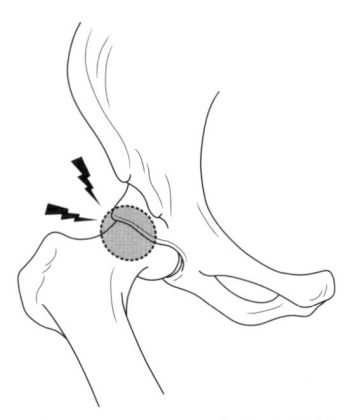

図16 FAIによる大腿骨頸部と臼蓋部分の接触

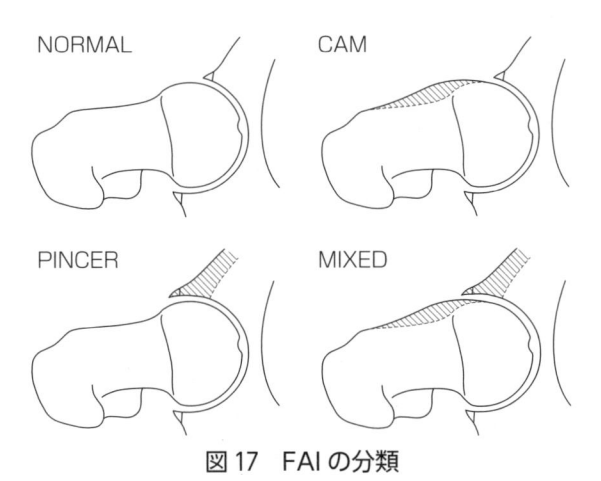

図17 FAIの分類

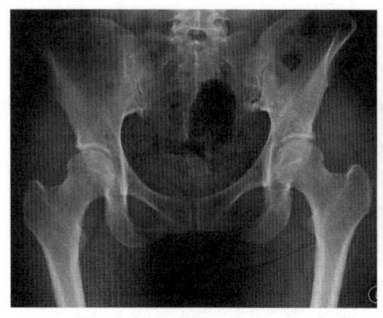

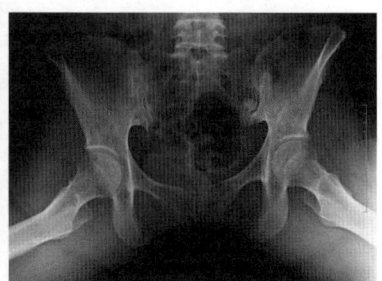

正常　　　　　　　　　　cam type FAI（大腿骨頸部の骨性隆起）

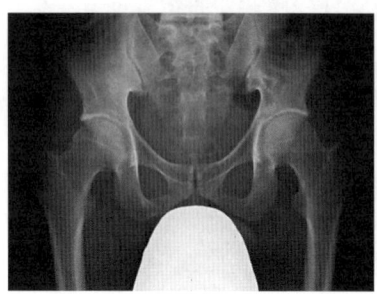

cam type FAI（ピストルグリップ変形）　　pincer type FAI（臼蓋過剰被覆）

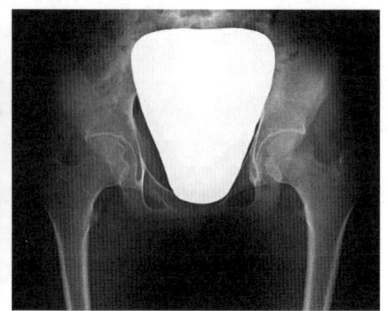

図18　骨形態上の特徴とFAIの分類

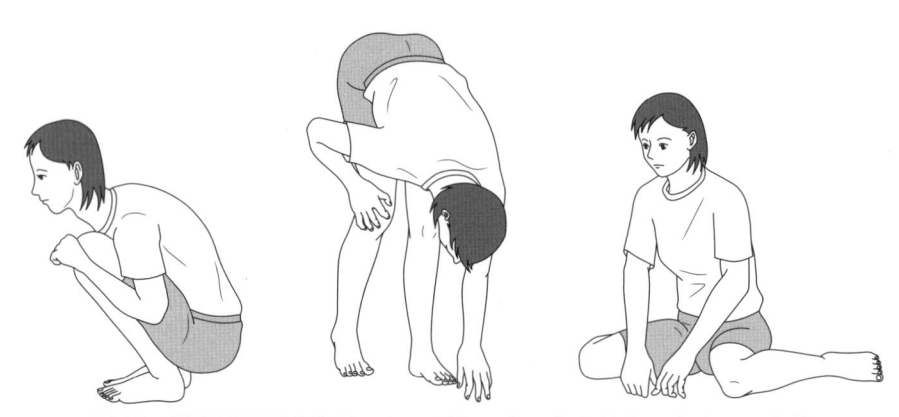

図19　股関節過屈曲姿勢─しゃがむ，床の物を拾う，床上での作業

床上での作業など過度に股関節を屈曲する動作である（図19）．歴史的に和式生活を送ってきた日本人は，特にこれらの危険動作をする頻度が高く，実際に変形性股関節症のほぼ全例に股関節唇損傷（図20）がみられる[14]．この股関節唇損傷が引き金となり，股関節に炎症が起こり，それが長く続くことで関節軟骨が脆弱化し，過剰なメカニカルストレスが加わることで軟骨の破壊を引き起こす可能性があると考えられる．

　いかにFAIによる股関節唇損傷を予防するか，またいかに関節の炎症を

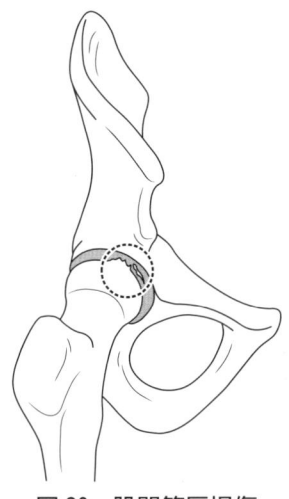

図 20　股関節唇損傷

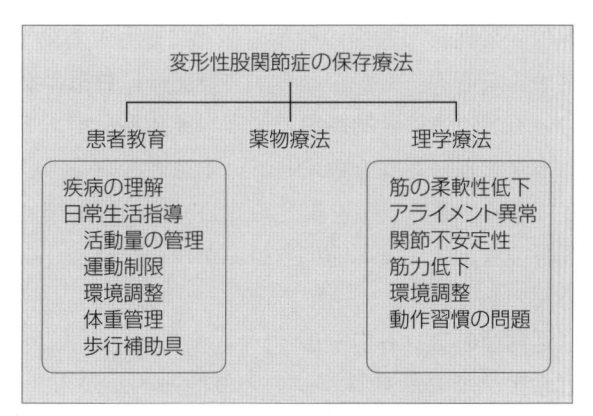

図 21　変形性股関節症の保存療法

予防・持続させないかが，股関節の変形予防の鍵を握っているといえる．

2　変形性股関節症の保存療法

　変形性股関節症の治療法には，大きく分けて保存療法と手術療法の二つがある．変形性股関節症に至った原因を検討したうえで，治療方針を決定することが大切である．しかし，手術療法は侵襲を伴い，進んで手術療法を選択する患者は少ない．そのため，まず保存療法が治療の第一選択となる場合が多い．変形性股関節症の保存療法には，主に患者教育，薬物療法，理学療法が挙げられる（図 21）．

1 患者教育

(1) 変形性股関節症についての理解を得る

　変形性股関節症の保存療法における患者教育は，まず疾患の理解が重要である．患者自身が「変形性股関節症」という疾患について理解し，将来的に日常生活上での自己管理を継続していくことが大事である．特に，股関節の痛みの原因と変形進行の原因について詳しく説明し，正しい理解を得る．

　近年の情報の多様化と情報量の増大により，患者は情報収集がしやすくなっている．しかし，その反面，情報量の多さにより混乱している患者や間違った情報を知識として得ている患者が少なくない．患者が膨大な情報の中から，正しい情報を取捨選択することは難しい．医療者側が患者のもつ知識を聞き出し，正しい情報を提供する必要があると考える．

(2) 日常生活の指導

　患者教育の中心は，日常生活上の注意点や工夫の仕方の指導である．生活指導は変形性股関節症の症状の緩和に対して有効であるとされている[38)39)]．股関節痛があるにもかかわらず，股関節に負担のかかる生活を続けている患者もいる．中には股関節痛の原因が運動不足であると信じ，健康増進施設にて負担が大きい運動を継続している患者もいる．股関節痛の原因は股関節の炎症である．その炎症を抑えるためには，股関節痛や変形進行の原因の正しい理解のもとに，股関節に負担のかからないような日常生活での注意や工夫が重要である．

1) 活動量のコントロール

　日常生活での活動量が高いと股関節へかかるメカニカルストレスも増える．股関節痛のみられる場合，日常生活での活動量を必要最低限に制限するよう促す．特に，安静時痛や夜間痛がみられる場合は，股関節の炎症状態が強いことが予測でき，外出は極力控え，安静にするよう促す．仕事などがあり活動量を制限することが難しい場合は，仕事時間以外での活動量の制限を強化するように促す．

　股関節痛には波があると表現され，疼痛が強い時期と弱い時期が交互に繰り返されるという患者も多い（図22）．疼痛の強いときは自然に活動量が制限され，炎症が弱まり疼痛が軽減されると，再び活動量をもとに戻し股関節にかかる負担が増えることで，また疼痛が強くなる．その疼痛の強弱の繰り返しが波のように続く．これは活動量のコントロールの失敗であり，いったん疼痛が軽減してもすぐに活動量をもとに戻さず，疼痛の出現しない範囲で段階的に少しずつ活動量を増やしていくようにすると，疼痛が再び強くなることは避けられ，疼痛の波は続かない．また，日常生活上まったく歩かない

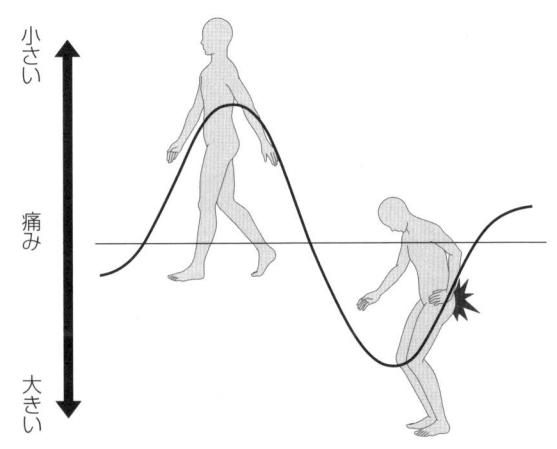

図22　股関節の痛みの波

ことは困難である．よって，股関節へかかる負担を0にすることは不可能であり，股関節の炎症状態が改善するのも緩やかであり時間がかかる．そのことを理解しておくことも重要であると考える．

2）高負荷な運動の制限

スポーツや趣味・余暇活動などで，股関節へかかる負担が大きい運動や動作についても制限する必要がある．その制限する運動や動作の種類は疼痛の程度や病期により異なるが，運動や動作時に疼痛が生じるものは制限するという基準は，すべてにおいて適用できると考える．また階段昇降や床での立ち座りなど，歩行以上に股関節への負担が大きい動作は極力避けるか，手すりや椅子を利用するなど上肢での支持を使用するように指導する．

3）環境調整

生活様式が和式の場合，股関節への負担が大きい床での立ち座りやしゃがみ動作を実施する頻度が多い．可能であれば，和式生活から洋式生活へ環境調整をすることを勧める（図23）．また，必要に応じて上がり框や階段，トイレや浴槽内への手すりの設置，洗体時に使用する椅子の座面が高いものへの変更を勧める．

4）体重のコントロール

わが国では，変形性股関節症と肥満との関係性についての報告はないものの，欧米では変形性股関節症と肥満の関係性が報告されており[30)40)41)]，体重のコントロールは重要である．体重のコントロールの基本は，摂取カロリーと消費カロリーのコントロールである．食事制限を含めた栄養指導を実施し，摂取カロリーを抑える．また，水中運動や自転車エルゴメーターなどの有酸素運動を勧め，基礎代謝量を上げ，活動による消費カロリーを増やす．毎日体重を記録することも大切であると考える．

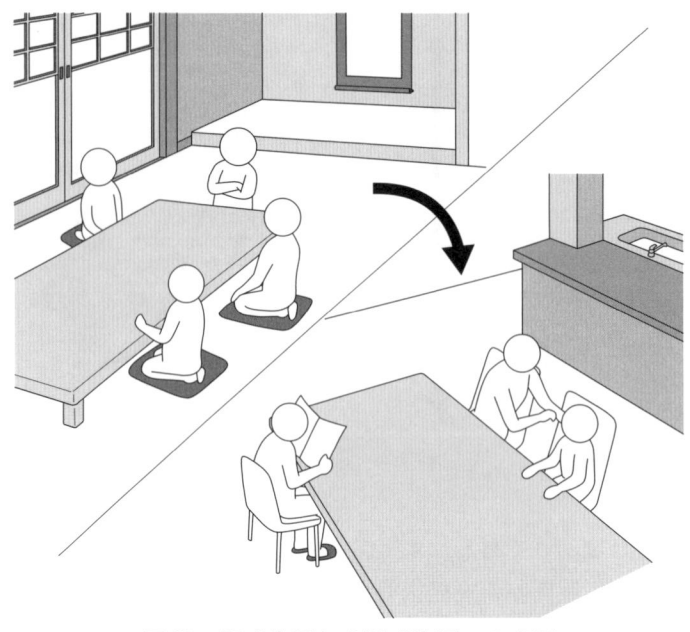

図23　和式生活から洋式生活への変更

5) 歩行補助具の使用

歩行時における杖の使用は，疼痛の緩和に関して有効であるとされており[42]，荷重痛が強い場合は杖の使用を勧める．仕事などで活動量を制限することが難しい場合においても，杖を使用することを勧める．

2　薬物療法

変形性股関節症に対する薬物療法のうち，非ステロイド性抗炎症剤（NSAIDs：nonsteroidal anti-inflammatory drug）の内服は，疼痛の緩和と日常生活動作の改善の効果があるとされている[43]．しかし，股関節症の病期進行の予防効果については不明であり，多数の有害事象もあることから，長期間の投与は慎重にすべきであると考える．また，鎮痛剤を内服することで疼痛は緩和され歩きやすくはなるが，活動量を制限せずに股関節に負担をかけ続けていると，股関節の炎症は持続され，関節軟骨の破壊が引き起こされる危険性がある．NSAIDsや鎮痛剤の使用は対症療法として考え，本来の股関節痛の原因を解明し，治療することが重要であると考える．

3　理学療法

変形性股関節症に対する理学療法は，その治療目的により主に運動療法，

徒手療法，物理療法などを組み合わせて実施する．

治療方法別の効果について，運動療法は短期的な疼痛の緩和やQOLの改善の効果は十分でないが，機能障害の改善には有効であるとの報告[44]や，反対に運動療法のみでも短期的な疼痛緩和の効果があったという報告[45]がある．徒手療法のみの効果を報告したものはほとんどなく，運動療法に徒手療法を加えて実施した場合，短期的な疼痛の緩和に効果があったという報告[44]や，短期的にも長期的にも疼痛の緩和と股関節機能の改善に効果があったという報告[46]，また反対に疼痛の緩和には効果がなかったという報告[47]がある．また，患者教育，運動療法，徒手療法を組み合わせた理学療法として3カ月間実施した結果，疼痛の緩和にも運動機能の改善にも効果がなかったという報告[48]もある．いずれも短期的な疼痛緩和や機能改善の有無の報告であり，長期的な病期の進行予防の効果についての報告はほとんどない．物理療法には，ホットパックや赤外線療法などの温熱療法や低周波電気治療器を用いた低周波療法などがあるが，いずれにおいても変形性股関節症に対する治療効果は明らかにはなっていない．運動療法や徒手療法などと組み合わせて実施し，補助的な役割をもつ程度と考える．

まだ変形性股関節症の保存療法の効果については，一定の見解が得られていないといえる．これは変形性股関節症の原因が多岐にわたり，複雑に重なって存在しており，一人ひとりの股関節症の発症や病期進行の原因が異なることが理由であると考える．つまり，理学療法士による身体状態の詳細な評価と，それぞれの原因に合わせた理学療法プログラムの実施が重要である．

以下に，変形性股関節症の発症や病期進行の危険因子に対する具体的な理学療法について記す．

(1) 筋の柔軟性低下に対する理学療法

歩行時の股関節接触応力は中殿筋や大殿筋の筋張力による影響が大きく，これらの筋張力が大きいほど股関節接触応力が大きくなる[29]．股関節接触応力のようなメカニカルストレスが大きくなると，関節軟骨が破壊される危険性が高くなる．つまり，変形性股関節症の病期の進行防止には，筋張力に影響する筋の柔軟性の改善，または筋の柔軟性の低下を防ぐことが重要であると考える．

筋の柔軟性改善には，主にストレッチングと徒手療法が用いられることが多い．筋の柔軟性を詳細に評価のうえ，柔軟性が低下している筋に対してストレッチングと徒手療法を施行する（図24）．しかし，変形性股関節症の病期が進行し関節拘縮が生じると，筋を伸張するための適切な肢位をとることが困難であり，ストレッチングが施行できない場合も多い．その際は，徒手療法を中心に実施する必要がある．また，自己にて筋の柔軟性を改善する方法

● Ⅴ 変形性股関節症に対する保存療法 ●

あぐらストレッチング
あぐら姿勢で前屈する
中殿筋・大殿筋のストレッチング

開排ストレッチング
両足裏を合わせて開排する 内転筋・中殿筋・関節包のストレッチング

休めの姿勢ストレッチング
片足を軸にして腰を外に出す大腿筋膜張筋・中殿筋のストレッチング

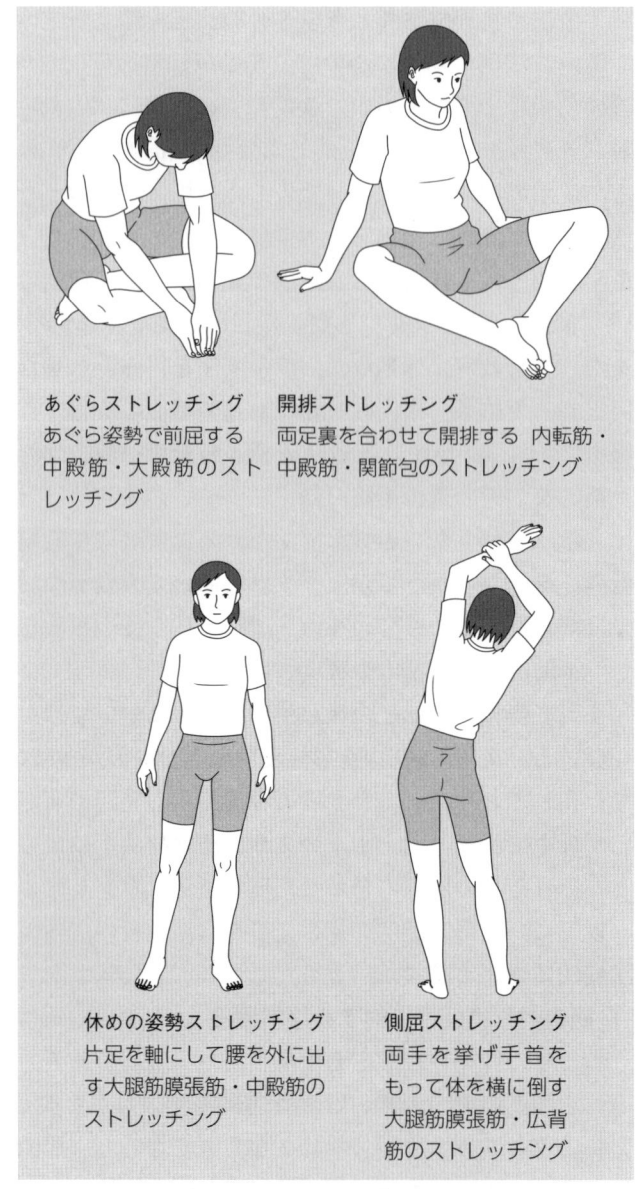

側屈ストレッチング
両手を挙げ手首をもって体を横に倒す大腿筋膜張筋・広背筋のストレッチング

図 24 ストレッチングと徒手療法

として，セルフマッサージを指導する（図 25）．

（2）アライメント異常に対する理学療法

　hip-spine syndrome に代表されるように，アライメント異常が股関節の変形に大きく関わっている[3]．加齢に伴い，骨盤後傾・腰椎後弯が生じることにより，大腿骨頭の臼蓋被覆率が低下し，局所的な関節応力が増えることで関節軟骨が破壊され，変形性股関節症が発症する場合がある（図 26）．骨盤後

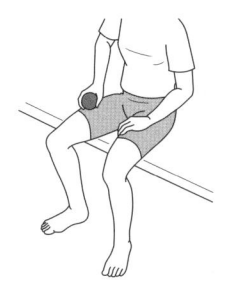

テニスボールを硬い筋
肉に当てて擦る

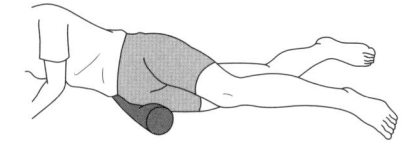

中殿筋・大腿筋膜張筋（マッサージローラー）

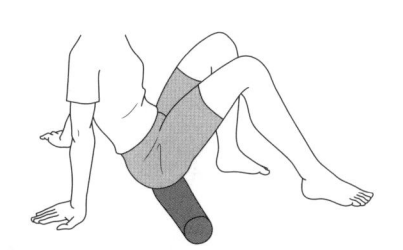

大腿直筋・腸腰筋（マッサージローラー）

大殿筋・ハムストリングス（マッサージローラー）

図25　セルフマッサージ

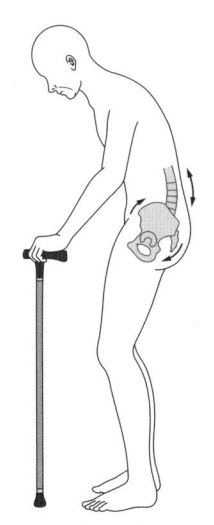

図26　加齢に伴う骨盤後傾・腰椎後弯

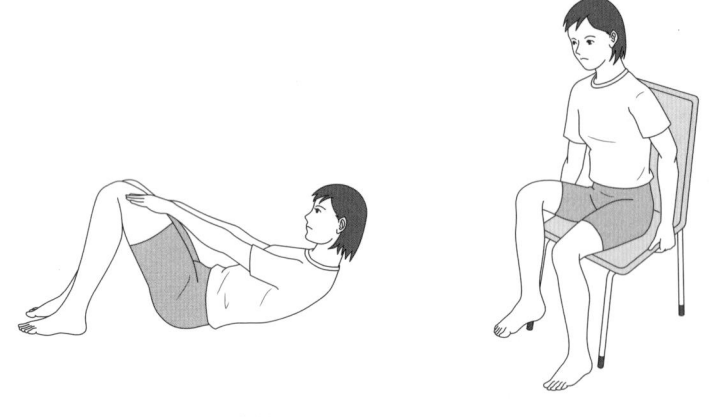

V 変形性股関節症に対する保存療法

図27 腹筋運動と腸腰筋トレーニング

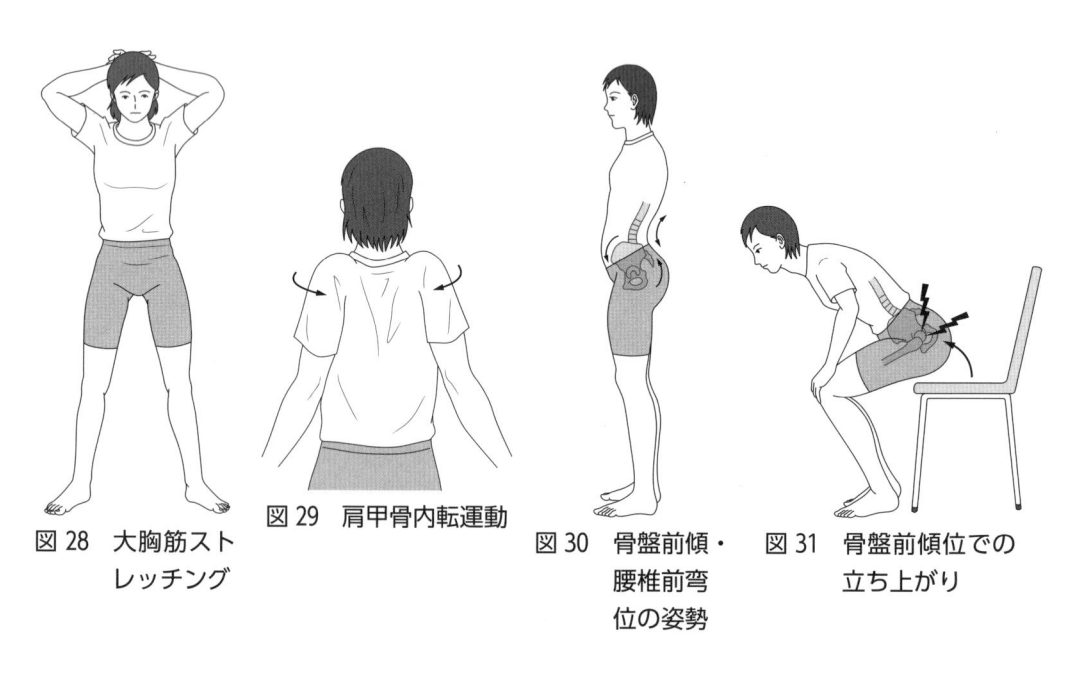

図28 大胸筋ストレッチング

図29 肩甲骨内転運動

図30 骨盤前傾・腰椎前弯位の姿勢

図31 骨盤前傾位での立ち上がり

傾・腰椎後弯というアライメント異常が加速しないように理学療法を実施する．腸腰筋や腹筋群のトレーニングを指導し，骨盤の前傾を誘導する（図27）．また，腰背部筋の柔軟性や腰椎の可動性が低下しないように促す．大胸筋などの胸部の筋群の柔軟性低下や僧帽筋中部線維・下部線維の機能不全による，いわゆる猫背姿勢にも注意して改善を促す必要がある（図28，図29）．

骨盤後傾・腰椎後弯だけでなく，臼蓋形成不全患者によくみられる過剰な骨盤前傾・腰椎前弯のアライメント異常も変形性股関節症を進行させる危険性があると考える（図30）．大腿骨頭の臼蓋被覆率では，骨盤前傾により増大し，立位時や歩行時の関節応力は局所的には増大していない．しかし，骨盤

図32 腰背部筋のストレッチング

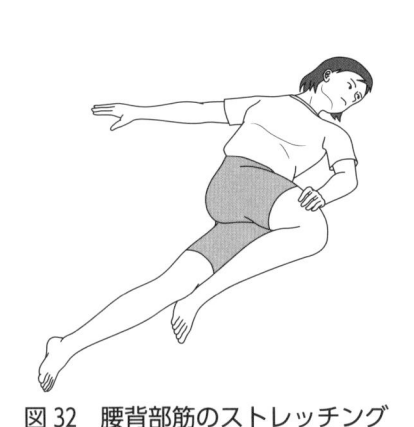

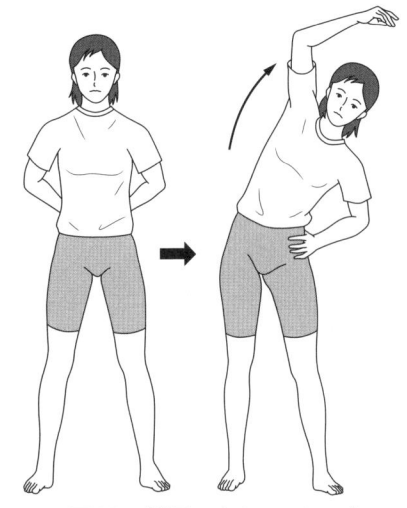

図33 側屈ストレッチング

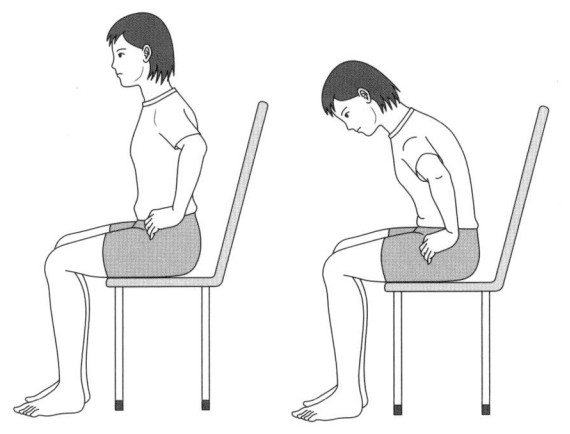

図34 座位での骨盤前後傾運動

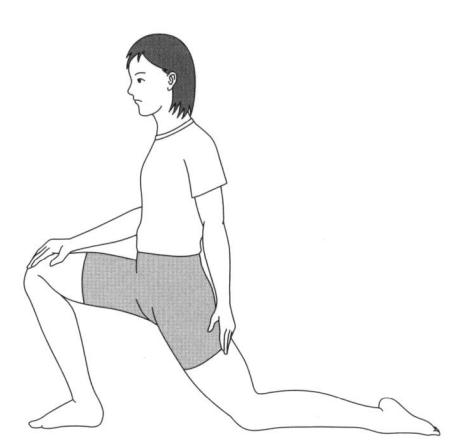

図35 腸腰筋ストレッチング

前傾・腰椎前弯姿勢を続けていることで腰背部筋の柔軟性が低下し，床の物を拾う動作や椅子からの立ち上がり動作の際に，通常みられる骨盤後傾・腰椎後弯が十分ではなく股関節が過度の屈曲位となり，FAIによる股関節唇損傷を引き起こす危険性がある（図31）．したがって，腰背部筋の伸張性の低下を伴う過剰な骨盤前傾・腰椎前弯姿勢も変形性股関節症の進行に関わる危険因子として考え，正常アライメントへ修正する必要があると考える．腰背部筋の柔軟性の改善のため，ストレッチングや骨盤前後傾運動を指導する（図32～図34）．また，腸腰筋の柔軟性低下がみられる場合もあり，併せてストレッチングを指導する（図35）．

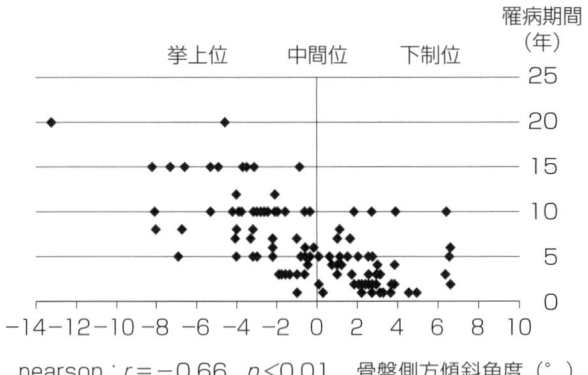

● Ⅴ 変形性股関節症に対する保存療法 ●

図36 骨盤側方傾斜角度と罹病期間の関係性

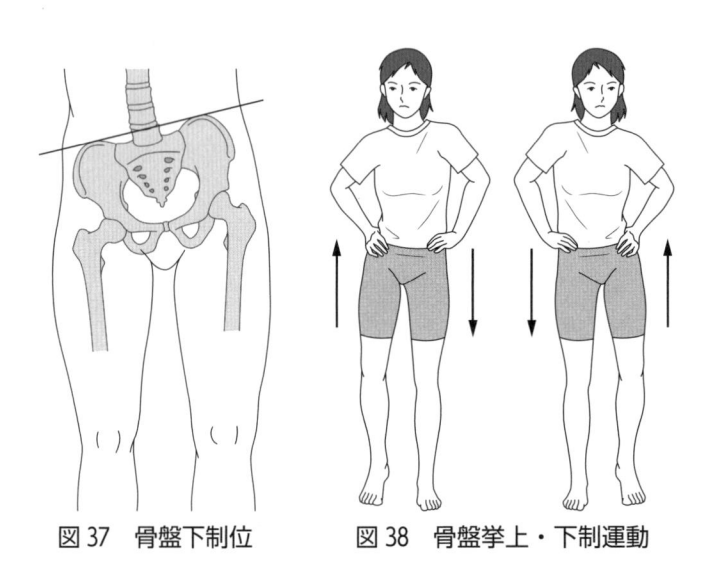

図37 骨盤下制位

図38 骨盤挙上・下制運動

　矢状面での骨盤・腰椎アライメント異常と変形性股関節症との関係性に関する報告は多くみられるが，前額面での骨盤アライメント異常と変形性股関節症との関係性に関する報告はほとんどない．前額面での骨盤アライメント異常である骨盤側方傾斜と人工股関節全置換術施行までの罹病期間との間に，関連性があると思われる[49]．臥位での骨盤側方傾斜角度において，患側への下制が大きいほど罹病期間が短い傾向がある（図36）[49]．したがって，患側の骨盤が下制している場合（図37），変形性股関節症の進行が早い可能性があり，前額面において骨盤中間位となるように修正する必要があると考える．骨盤が下制位の原因としては，股関節外転筋群の柔軟性低下が考えられ，中殿筋や大殿筋，大腿筋膜張筋に対してストレッチングを実施する．また，腰椎の可動性が低下している場合，骨盤下制位の修正を妨げることがあり併せて改善を図る（図38）．股関節痛により無意識に股関節周囲筋が常時筋収

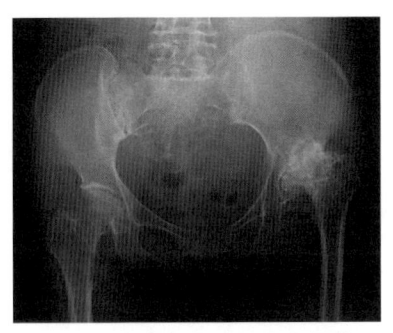

図39　大腿骨頭の外上方偏位

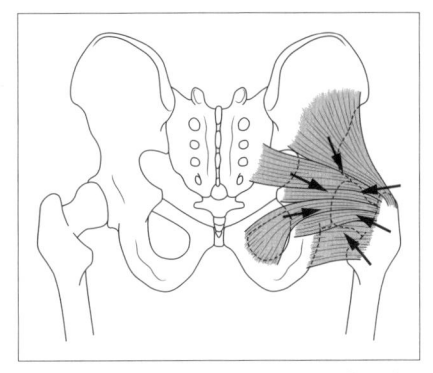

図40　inner muscle による求心力

縮している状態となっており，骨盤下制を助長している場合もある．股関節周囲筋のリラックスを促すように対応する．

（3）関節不安定性に対する理学療法

臼蓋形成不全患者では，体重に対する骨性の支持部分が不十分であるため，それを補うように関節唇や関節包が肥厚する．しかし，長い罹病期間とともに関節唇や関節包にかかるメカニカルストレスが積み重なることで，関節唇の損傷，関節包の緩みが生じ，股関節が不安定な状態となる．ここで臼蓋と骨頭の求心力を担う筋の機能が低下している場合，骨頭の外上方偏位が生じ，病期進行に至る（図39）．骨頭の外上方偏位化が進行すると脚長差が生じ他関節への負担が大きくなる危険性もある．よって，骨頭の外上方偏位を防ぐために，臼蓋と骨頭の求心力の維持が重要となる．

臼蓋と骨頭の求心力を担う筋は，主に股関節の深部に位置する中殿筋や小殿筋，外旋筋群などのいわゆる inner muscle と呼ばれる回旋筋群である（図40）．これらの筋の機能が低下していると，大殿筋やハムストリングス，大内転筋のようないわゆる outer muscle を活動させる割合が大きくなっている場合が多く，詳細に評価を実施し，運動時に筋が協調的にはたらいているかどうかを確認する．求心力を改善するトレーニングを実施する際は，筋の量的な問題よりも質的な問題のほうが重要である．よって，運動負荷の高いトレーニングは必要なく，弱い筋収縮でも筋が正常に協調的に機能することを目的に実施する（図41～図44）．また inner muscle の筋の柔軟性が低下して機能不全に陥っている場合も多く，注意が必要である．

（4）筋力低下に対する理学療法

股関節周囲筋の中で，特に中殿筋や大殿筋の筋萎縮は歩行時の筋活動量の増大から筋張力の増大を引き起こし，股関節接触応力を増大させる危険性がある[29]．変形性股関節症の病期の進行防止には，中殿筋や大殿筋の筋萎縮の

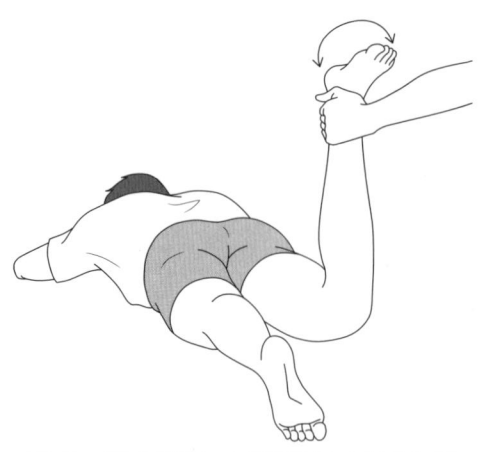

図41 徒手抵抗による股関節内外旋運動

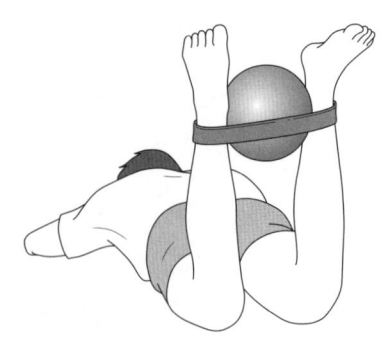

図42 ボールとゴムバンドを使用した股関節内外旋等尺運動

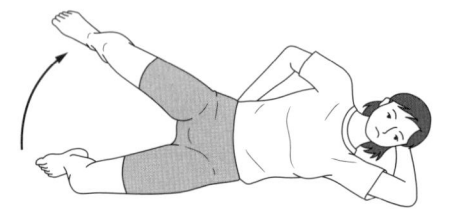

図43 側臥位外転運動（中殿筋前部トレーニング）

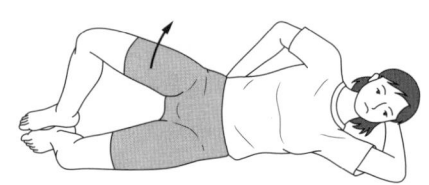

図44 側臥位開排運動（中殿筋後部トレーニング）

予防が重要であると考える．また，片側の末期変形性股関節症において，患側の大殿筋，内転筋，腸腰筋，大腿四頭筋，ハムストリングスには健側に比べて筋萎縮がみられたとされている（図45)[50]．著しい筋萎縮による下肢筋力の低下は，日常生活動作の制限をもたらす可能性もある．詳細に股関節周囲筋の筋萎縮の程度を評価し，筋力低下の予防や改善のための筋力増強トレーニングを実施する．

この際，注意すべきことは，徒手筋力検査（MMT：manual muscle test）のように運動時に発揮する筋力を評価する検査の場合，股関節の疼痛による影響が大きいことである．筋萎縮の程度から固有筋力を予測して評価することが望ましい．また，股関節外転筋力が低下しているからといって，単純に股関節外転筋力増強トレーニングを実施することも注意したい．股関節外転筋の筋力低下とともに筋の柔軟性も低下している場合が多く，積極的に筋力増強トレーニングを実施すると股関節痛を助長することも少なくない（図46）．まず筋の柔軟性を十分に改善することを優先し，股関節痛が出現しない範囲での筋力増強トレーニングから始めるようにすべきである．

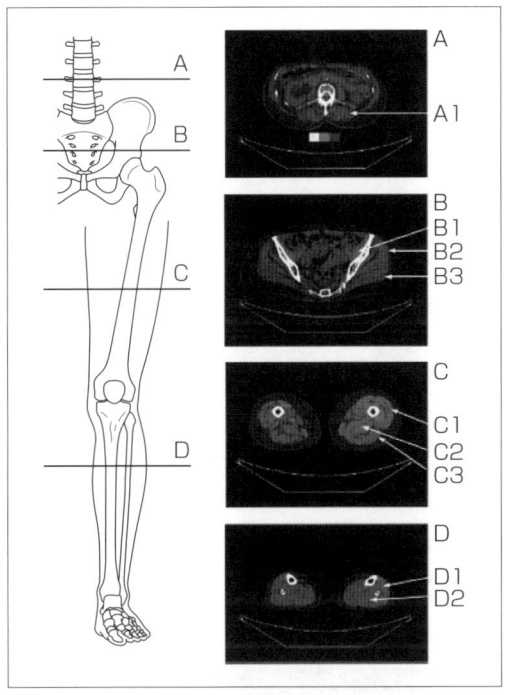

図45 下肢筋の筋萎縮
(Rasch A, et al：Persisting muscle atrophy two years after replacement of the hip. *J Bone Joint Surg Br* **91**：583-588, 2009)

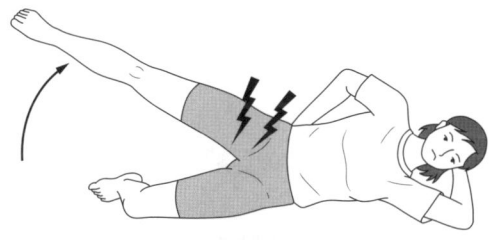

図46 積極的な股関節外転運動による股関節痛の助長に注意

股関節唇損傷に対する理学療法

ポイント

①原因とメカニズムについての理解
②股関節の炎症状態の抑制
③再発予防動作の習得
④アライメント異常の修正

図47 股関節唇損傷に対する理学療法のポイント

(5) まとめ

　変形性股関節症に対する保存療法の効果についてはいまだ不明である．変形性股関節症の病期の進行予防・防止に関する報告はほとんどなく，効果があるかないかどちらともいえない現状にある．さらに，わが国における保存療法効果の報告は数少ない．わが国では臼蓋形成不全のような骨形態異常が多く，海外のような原疾患のない変形性股関節症に対する理学療法やその効果とは異なると考える．手術療法は極力避けたいという患者の希望をかなえ

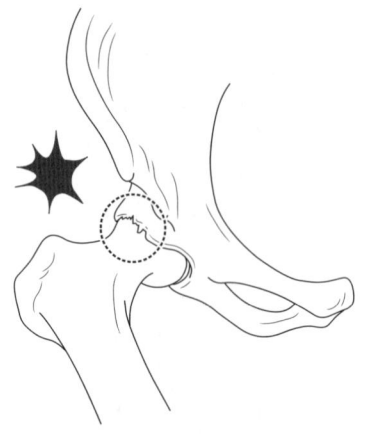

図48 FAIによる股関節唇損傷

```
床の物を拾う
床や畳上での立ち座り
お風呂の低い椅子からの立ち座り
浴槽内での立ち座り
足を洗う
靴下の着脱
足の爪切り
和式トイレ
ガーデニング，農作業
```

図49 股関節唇損傷の危険性の高い動作

るために，保存療法による長期的な病期の進行予防・防止効果の有無を証明していく必要がある．

4 トピックス—股関節唇損傷に対する理学療法（図47）

FAIによる股関節唇損傷（図48）は変形性股関節症を引き起こす原因の一つとして注目されている[37]．股関節唇損傷は，X線学的には股関節の関節裂隙の変化がなく，股関節は正常と判断される場合もある．しかし，そのまま経過観察しているうちに，股関節の炎症が持続し，関節軟骨の破壊が起こり，病期を進行させる危険性が十分にある．股関節唇損傷の原因を調べ，その再発を予防することが重要である．

（1）股関節唇損傷の原因とメカニズムについて患者の理解を得る

股関節唇損傷に対する理学療法において最も大切なことは，その原因とメカニズムについて患者の理解を得ることである．これを理解していなければ，たとえ一時的に股関節痛が改善しても，再び股関節唇損傷を引き起こす可能性がある．日常生活での動作や職業，趣味・余暇活動など，普段の生活のどこかに股関節唇損傷の原因があるはずであり，問診や動作の再現により原因を特定する．

特に，床の物を拾う動作やしゃがみ動作，床や低い椅子からの立ち座りといった股関節が過度に屈曲位となる動作は注意が必要である．日本人特有の和式生活は，股関節の過屈曲を伴う動作が多く，股関節唇損傷の危険性が高い．生活様式や危険性の高い動作の実施頻度などを聴取する必要がある．また，スポーツやダンスなどで，股関節の過度な可動性を必要とする運動を実施している場合も股関節唇損傷の危険性が高く，注意して聴取する（図49）．

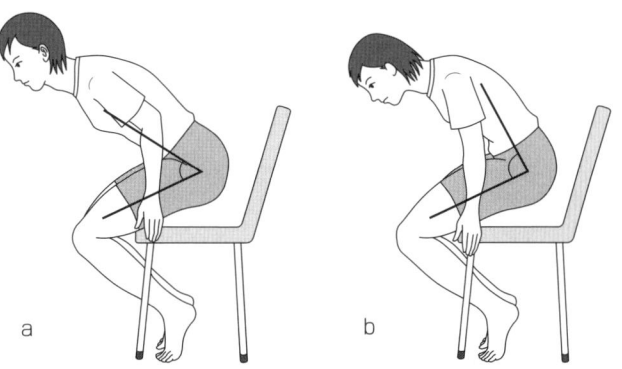

図50　立ち上がり時の股関節屈曲角度の違い
a：骨盤前傾位　　　　　　b：骨盤後傾位

（2）股関節の炎症を抑える

股関節唇を損傷すると股関節に炎症が生じる．この股関節の炎症状態が持続すると，関節軟骨の破壊が引き起こされる可能性がある．また，股関節には安静時痛や歩行時痛が生じ，日常生活が制限される．よって，できるだけ早く股関節の炎症状態を抑える必要がある．前述の「活動量のコントロール」「高負荷な運動の制限」「歩行補助具の使用」により日常生活での股関節へかかる負担を減らす．股関節の疼痛の程度により「薬物療法」も併用する．

（3）再発予防動作の習得

股関節唇損傷患者の動作上の特徴として，床の物を拾う動作や床や低い椅子からの立ち座り動作による股関節の過屈曲＋内旋，骨盤後傾・腰椎後弯の不足が挙げられる．肥満や下肢筋力の低下がみられると，床や低い椅子から反動をつけて，通常より股関節を過度に屈曲させて立ち上がる場合がある．特に女性では内股姿勢が多く，立ち座り時に股関節屈曲＋内旋位となりやすいため，いっそう股関節唇損傷の危険性が高くなる．このメカニズムを理解し，股関節屈曲・内旋角度を減らすような立ち座り動作を習得することが，股関節唇損傷の再発予防になる．

また，姿勢が悪くならないようにと座位時や立位時に骨盤前傾・腰椎前弯を意識的に強めている患者も少なくない．この場合，椅子からの立ち座りなどの動作時に骨盤後傾・腰椎後弯が不足し，股関節が過度に屈曲しやすい．この場合も骨盤後傾・腰椎後弯を促し，股関節が過度に屈曲しない立ち座り動作を習得してもらうことで再発予防する（図50）．また，立ち座り動作時に手すりや台を使用するなど，上肢での支持を利用することも過度の股関節屈曲を防止できる一つの方法である（図51）．床の物を拾う動作においても同様に，骨盤後傾・腰椎後弯が不足し，股関節屈曲・内旋角度が増大している

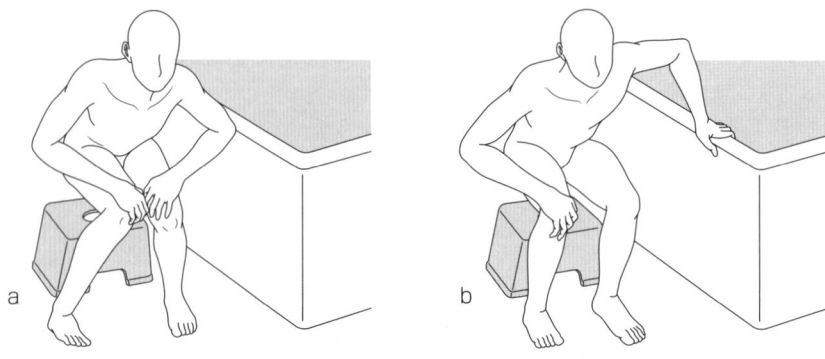

図51 お風呂での低い椅子からの立ち上がり時の注意
a：内股姿勢での立ち上がりは危険
b：浴槽の縁をもち，内股姿勢にならないように注意して立ち上がる．

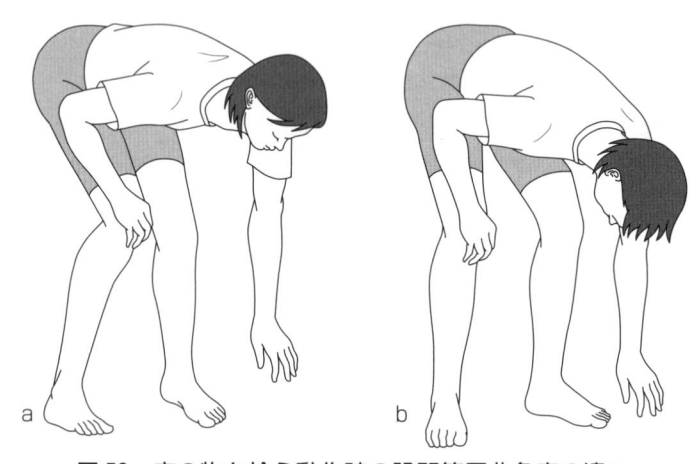

図52 床の物を拾う動作時の股関節屈曲角度の違い
a：内股＋過屈曲（腰があまり曲がっていない）→骨盤後傾不足
b：内股なし＋腰がよく曲がっている→骨盤後傾

患者が多く，再発予防動作の習得が必要である（図52）．

患者は自分が異常な姿勢・動作習慣になっていることを認識できていないため，その確認・理解から始めることが重要である．股関節唇損傷のメカニズムの理解，その危険性のある姿勢・動作の理解とともに，これまでの異常な姿勢・動作習慣を見直し，予防的な姿勢・動作習慣を繰り返し練習することで，股関節唇損傷の再発予防動作を習得する．

（4）アライメント異常の修正

身体運動機能に問題があり，股関節唇損傷の危険性が高い患者も多い．この場合，口頭指示だけでは立ち座り動作時の再発予防動作を習得することは

2 変形性股関節症の保存療法

困難である．身体機能障害がもたらすアライメント異常を修正し，再発予防に努める必要がある．よくみられる機能障害は，股関節屈筋群・股関節内旋筋群・腰背部筋群の伸張性低下である．これらの筋群の伸張性が低下していると，立ち座り動作時や物を拾う動作時に股関節唇損傷を引き起こす，股関節屈曲・内旋角度が増大した姿勢となりやすい．このアライメント異常の修正のため，これらの筋群の伸張性の改善と拮抗筋群の機能改善を図る必要がある（図53〜図60）．

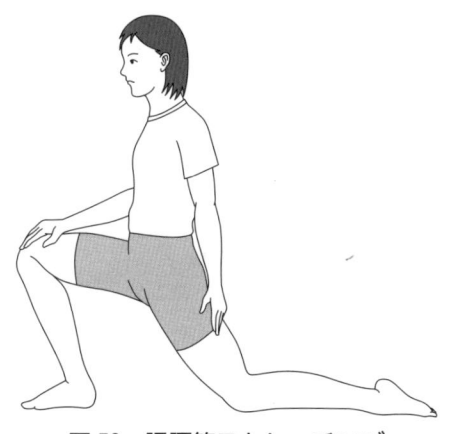

図53 腸腰筋ストレッチング

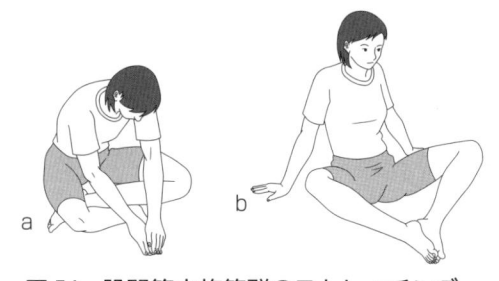

図54 股関節内旋筋群のストレッチング
a：あぐらストレッチング　b：開排ストレッチング

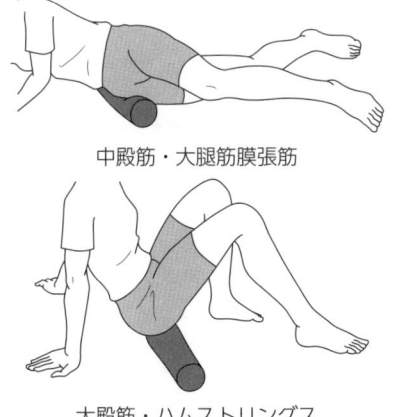

中殿筋・大腿筋膜張筋

大殿筋・ハムストリングス

図55 ローラーマッサージ

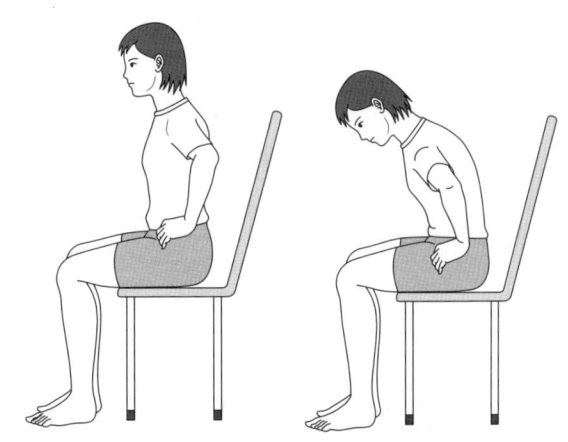

図56 座位での骨盤前後傾運動

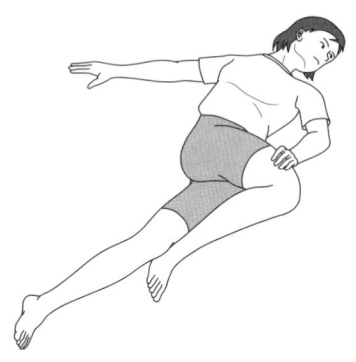

図57　体幹回旋ストレッチング

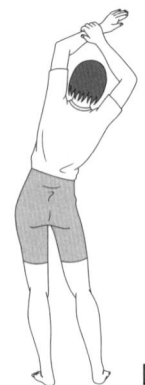

図58　体幹側屈ストレッチング

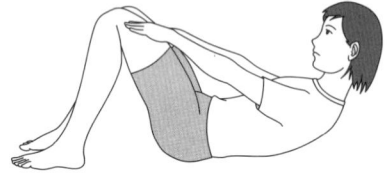

図59　腹筋運動①

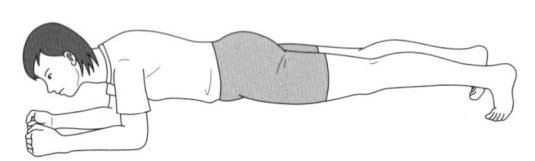

図60　腹筋運動②

3 病期別理学療法

　日本整形外科学会による変形性股関節症の病期分類（**表1**）では，前股関節症，初期股関節症，進行期股関節症，末期股関節症の四つの病期に分けられる．これらの分類はX線学的な関節裂隙の状態や骨構造上の変化，臼蓋・大

表1　日本整形外科学会変形性股関節症病期分類

判定/項目	関節裂隙	骨構造の変化	臼蓋・骨頭の変化
4	ほぼ正常	ほとんどなし	形態ほぼ正常
3（前股関節症）	関節面の不適合軽度　狭小化なし	骨梁配列の変化がありうる	先天性，後天性の形態変化あり
2（初期）	関節面の不適合あり　部分的な狭小化	臼蓋の骨硬化	軽度の骨棘形成
1（進行期）	関節面の不適合あり　部分的な軟骨下骨質の接触	臼蓋の骨硬化　臼蓋あるいは骨頭の骨囊胞	骨棘形成あり　臼蓋の増殖性変化
0（末期）	関節面の不適合あり　荷重部関節裂隙の広範な消失	広範な骨硬化　巨大な骨囊胞	著明な骨棘形成や臼底の二重像　臼蓋の破壊

（上野良三：変形性股関節症に対する各種治療法の比較検討（成績判定基準の作製と長期成績の判定）3. X線像からの評価．日整会誌　**45**：826-828，1971）

図 61　健常成人女性の股関節　　　図 62　前股関節症

腿骨頭の変化の項目から分類され，X線学的な骨変化がない場合は正常とされる[51]．しかし，X線学的には股関節は正常であっても，股関節に疼痛を訴える患者もあり，保存療法としての理学療法の適応となる．よって，ここではX線学的に股関節が正常な場合も含めた五つに分けて，それぞれの病期別の理学療法の考え方について紹介する．

1　正　常（図61）

　X線学的には股関節は正常であっても，股関節に疼痛を訴える患者は少なくない．この場合，MRIなど精査を実施すると，股関節炎や股関節唇損傷などX線画像ではわからない問題が生じていることがわかる．関節に何も異常がないにもかかわらず，疼痛が生じることはない．股関節の骨の形だけで治療方針を判断するのではなく，患者が訴える症状の原因についてあらゆる可能性を考えて調べ，治療方針を決める必要がある．

　股関節に疼痛がある場合，股関節は炎症状態にある．この股関節の炎症が持続すると関節軟骨の破壊が起こり，病期を進行させる危険性がある．したがって，股関節の炎症状態が続かないように「活動量のコントロール」と「高負荷な運動の制限」が必要である．また，必要に応じて自宅の「環境調整」や「体重のコントロール」を指導する．疼痛の程度により「歩行補助具の使用」「薬物療法」も併用する．また，股関節痛の原因に応じた理学療法を実施する．

2　前股関節症（図62）

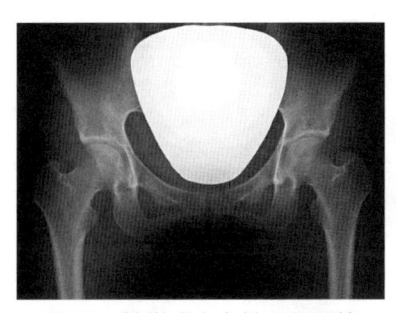

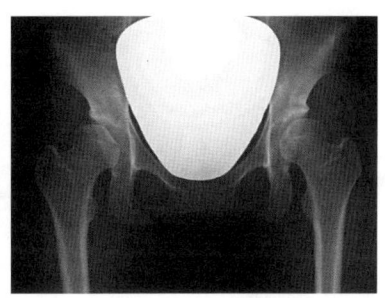

　前股関節症は，X線学的には関節裂隙の狭小化や大腿骨頭の変化はみられないが，臼蓋形成不全を有する状態である．この段階では股関節に疼痛がみられない場合も多く，前股関節症であることに気づかずに生活を送っている

● Ⅴ 変形性股関節症に対する保存療法 ●

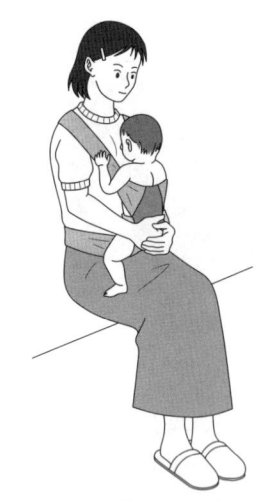

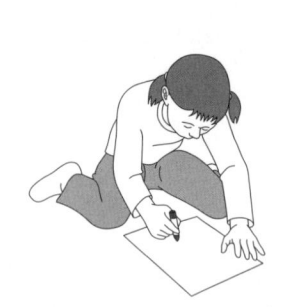

図63 開排位での抱っこ　　図64 内股座りで遊ぶ　　図65 幼児用の椅子の使用

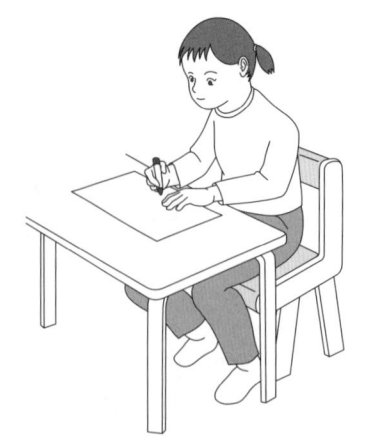

人も多い.しかし,病期進行の可能性を抱えており,この前股関節症の段階での発見,予防的介入が重要であると考える.臼蓋形成不全などの骨形態上の問題は遺伝する可能性もあり[52],親族に変形性股関節症の罹患者がある場合にはX線検査を勧める.

　前股関節症の保存療法において最も大切なことは「患者教育」である.まず,現在の股関節の状態についての理解,変形性股関節症についての理解,臼蓋形成不全という変形性股関節症の進行の危険因子をもつことの理解を得ることが必要である.そのうえで,日常生活上の注意・工夫を指導する.成人の骨形態に,まだ成長していない幼少期までに臼蓋形成不全や先天性股関節脱臼を有することがわかった場合,股関節の骨の成長を阻害しないような生活上の注意・工夫が重要である.例えば,乳児期では開排位を保持するような抱っこの方法を勧めることや(図63),幼児期以降では,床に座って遊ぶ際に内股姿勢(割り座)を避けるように勧めることなどが挙げられる(図64).幼児用の椅子を使用することも環境調整のよい方法である(図65).

　前股関節症で股関節に疼痛がみられる場合,その股関節の疼痛の原因を解明し,その原因に応じた理学療法を実施する.臼蓋形成不全患者は,股関節唇の肥厚,大腿骨頸部の過度の前捻,骨盤前傾・腰椎前弯の増大が生じている症例が多く,股関節過屈曲＋内旋位でのFAIによる股関節唇損傷を引き起こしやすいと考える.実際に変形性股関節症患者では,ほぼ全例に股関節唇の損傷がみられたという報告もある[14].股関節唇損傷に対する再発予防動作の習得とアライメント異常の修正が重要である.

図66 初期股関節症　　　図67 進行期股関節症

3　初期股関節症（図66）

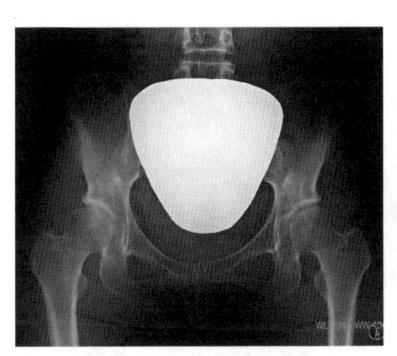

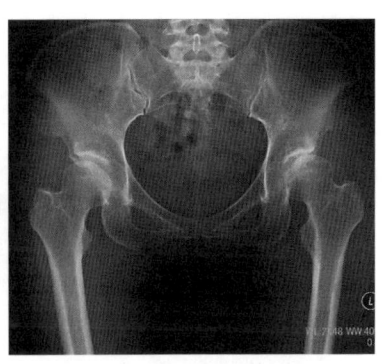

　初期股関節症は，X線学的にはわずかに関節裂隙の狭小化，関節軟骨の変性がみられる状態である．股関節の変形の進行がすでに始まっているが，まだ脚長差はほとんどなく，この病期での適切な対応が，将来的な外科的治療の必要性を決めることになり非常に重要である．

　臼蓋形成不全など原疾患を有さない一次性変形性股関節症の中で，特に高齢発症の場合，病期の進行が比較的早い傾向があり注意する．骨盤後傾・腰椎後弯による，臼蓋の大腿骨頭被覆率の低下が股関節へのメカニカルストレスを増大させるため，そのアライメントの悪化を防止する「アライメント異常に対する理学療法」が必要である．

　臼蓋形成不全を有する二次性変形性股関節症の場合，この初期股関節症の段階で初めて整形外科を受診する患者も少なくない．臼蓋形成不全という骨形態異常を有していることも初めて知り，将来的な不安が強まることが予想できる．よって，医療者側はその言動に細心の注意を払い，無情な対応は避けるべきである．初期股関節症においても症状や原因は十人十色であり，保存療法の基本である一人ひとりの状態に合わせた「患者教育」「薬物療法」「理学療法」を実施する．

　初期股関節症では，股関節の関節拘縮の程度は軽度であるが，筋の柔軟性が低下し始める時期である．特に「筋の柔軟性に対する理学療法」が重要である．また，予防的に「アライメント異常に対する理学療法」「関節不安定性に対する理学療法」を実施する．

4　進行期股関節症（図67）

　進行期股関節症はX線学的に明らかに関節裂隙が狭小化し，関節軟骨の

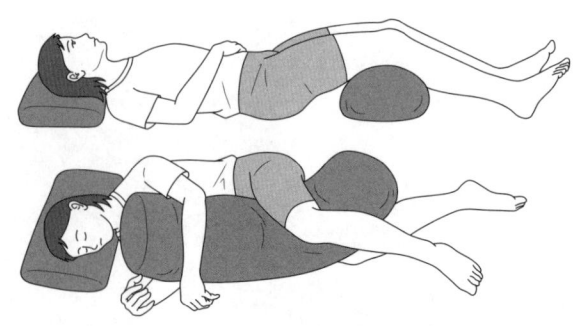

図 68　クッションを用いた安楽な姿勢

変性も広範囲にみられる状態である．骨囊胞や骨棘の形成が認められる場合も多く，関節拘縮も進行している．関節可動域制限が生じると，靴下の着脱や爪切り，床や低い椅子からの立ち座り動作などの日常生活動作が，通常の方法では困難となり始める．現在の状態の理解をもとに，一人ひとりに合わせた日常生活動作の指導が必要である．また，可動域制限により就寝時の姿勢についても自由度が失われる場合がある．特に股関節伸展制限が大きくなると，背臥位で患肢を伸展して就寝することが不快となり，無意識のうちに患肢の筋群全体に弱い筋収縮が常時生じ，リラックスした安楽な姿勢で就寝できていない場合がある．この状態が続くと，筋の柔軟性低下が生じ疼痛の原因になりかねない．就寝時に膝下にクッションを置いたり，抱き枕を使用するなど，リラックスした安楽な姿勢で就寝できるように工夫が必要である（図68）．

　進行期股関節症の保存療法は，人工股関節全置換術の適応となる末期股関節症へと進行しないように，初期股関節症に引き続き「患者教育」「薬物療法」「理学療法」を基本に実施する．症状やX線学的な関節の変形が変化しやすい時期であるので，定期的な受診の間隔をあまり空けないようにする．関節の変形の進行とともに脚長差が生じ始めた際には，立位姿勢や歩容の詳細な評価を実施し，インソールや補高靴の使用など脚長差への対応も必要となる．

5　末期股関節症（図69）

　末期股関節症はX線学的には関節裂隙は消失し，骨囊胞や骨棘の増大がみられる状態である．関節の変形の進行とともに関節拘縮も進行し，可動域制限も明らかである．その程度が重度な場合，靴下の着脱や爪切り動作が困難となり介助を要する患者もある．ソックスエイド（図70）や長い爪切りなどの使用を勧める．また，脚長差が大きくなり立位姿勢や歩容の歪みも大きくなる．歪んだ姿勢を長期間続けていると，局所的に過剰なメカニカルストレスが加わり，股関節以外の関節障害が生じる危険性がある．特に，膝関節

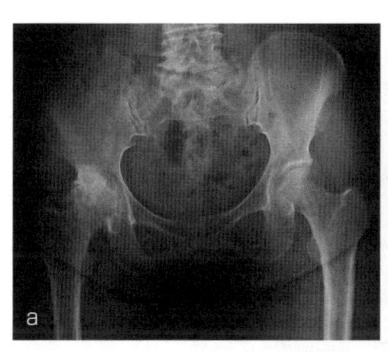

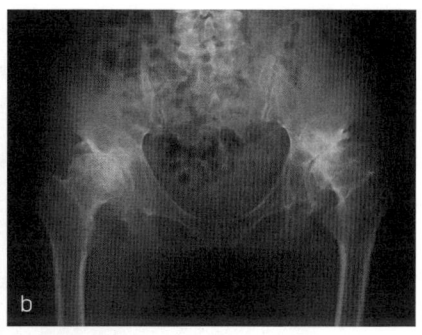

図69　末期股関節症
a：片側例　b：両側例

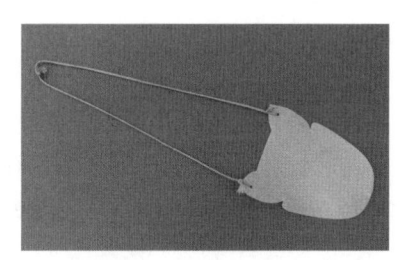

図70　ソックスエイド

や脊柱の変形や外反母趾の出現が多い．インソールや補高靴・補高スリッパの使用など脚長差への対応を実施する．

　末期股関節症の保存療法の目的はほかの病期とは異なり，人工股関節全置換術での治療を見据えた保存的な治療となる．いったん関節の変形が生じると，もとの正常な股関節の状態に戻ることはなく，罹病期間が長くなるほどほかの関節への悪影響が増大する．股関節だけでなく，ほかの関節障害も引き起こしてしまうことになる．また，股関節の変形と脚長差が著しい状態になると，股関節周囲筋の短縮・柔軟性低下も著しく，人工股関節全置換術を施行しても十分に脚延長ができず，反対側下肢との脚長差が残存してしまう場合もある．社会的な理由や家庭環境などの事情により，早期には外科的な治療が困難な場合，股関節痛や日常生活動作の改善だけでなく，脚長差によるほかの関節障害への影響や股関節周囲筋の短縮・柔軟性低下についても考慮して，理学療法を進めていくべきである．

　末期股関節症では，関節拘縮により筋によってはストレッチングが困難な場合がある．その場合，徒手療法の実施や自宅でのセルフマッサージの方法を指導する．片側変形性股関節症患者は立ち上がり動作[53]や歩行時[54]の下肢荷重が左右非対称になっており，末期股関節症では患側下肢の筋萎縮がみら

れ[50]，筋力低下が生じている[55]．下肢筋力の低下は日常生活動作を制限し，生活範囲に影響を与える可能性があるため，「筋力低下に対する理学療法」を実施する．また，人工股関節全置換術を予定している場合，術後の回復を促進するための術前理学療法を実施する．

4 クリニカルクエスチョン

1 変形性股関節症は遺伝するか？

臼蓋形成不全（図71）や先天性股関節脱臼のような骨形態の成長不全は，欧米諸国に比べて日本人に多いとされている[1]．その原因としては，生後の環境因子についても考えられるが，遺伝的な要因も十分にあると考えられる．臨床現場でも患者から変形性股関節症の遺伝的な影響について尋ねられることは多く，科学的な根拠を把握しておくことが重要である．

これまでの疫学研究から，変形性股関節症の発症には遺伝的要因が関与していることが明らかにされており，兄弟姉妹の中の末期変形性股関節症の割合は27%であったという報告がある[52]．また日本人においては，変形性股関節症の発症と *CALM1* の遺伝子多型との間に関連性があることが報告されている[56]．*CALM1* とは calmodulin（CaM）1蛋白の遺伝子であり，正常な関節軟骨の維持に重要な役割を担っている．さらに，*CALM2* は日本人の臼蓋形成不全を有さない変形性股関節症の発症と関連性があることが明らかになっている[57]．*CALM2* と臼蓋形成不全との関連性は認められてはいないが，さらに研究は進められている．よって，変形性股関節症は遺伝的な要因の関

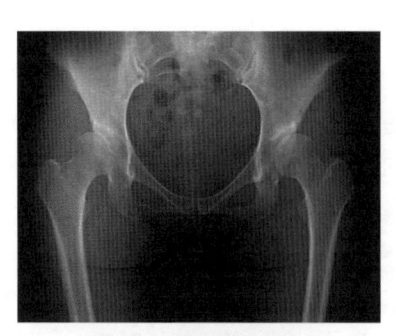

図71　臼蓋形成不全

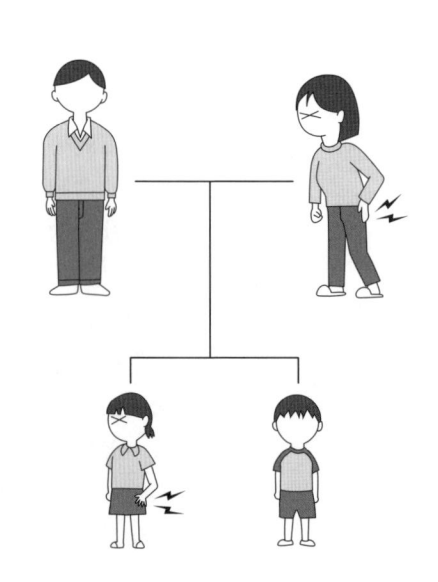

与があるものの，必ず親から子へ遺伝して発症するわけではない．遺伝的な要因は一つの危険因子であり，そのほかの環境因子や身体機能の影響も大きいと考える．変形性股関節症患者に対して遺伝的な要因について説明する際，患者が結婚や出産に対して否定的な考え方をもたないように配慮した説明が必要であると考える．

2　変形性股関節症の症状は天気により変化するか？

　変形性股関節症患者の中で，天気が悪くなると股関節の調子も悪くなると訴える人は少なくない．

　Dorleijn ら[58]は，実際に変形性股関節症の症状と天気の関係性について2年間にわたり調査している．変形性股関節症の症状の変化については，健康関連 QOL 尺度である WOMAC（Western Ontario and McMaster Universities Osteoarthritis Index）の疼痛スコアと機能スコアを調査し，天気の変化については，気温，風速，日照時間，降水量，気圧，相対湿度を調査している．その結果，WOMAC の疼痛スコアと相対湿度の間に関係性があり，湿度が上がるほど疼痛が強くなっていることがわかった．また，WOMAC の機能スコアと気圧の間に関連性があり，気圧が下がるほど股関節機能は低下していることがわかった．つまり，湿度が上がり気圧が下がるような天気の悪い日は，変形性股関節症患者の股関節の疼痛や機能も悪化することがわかった．

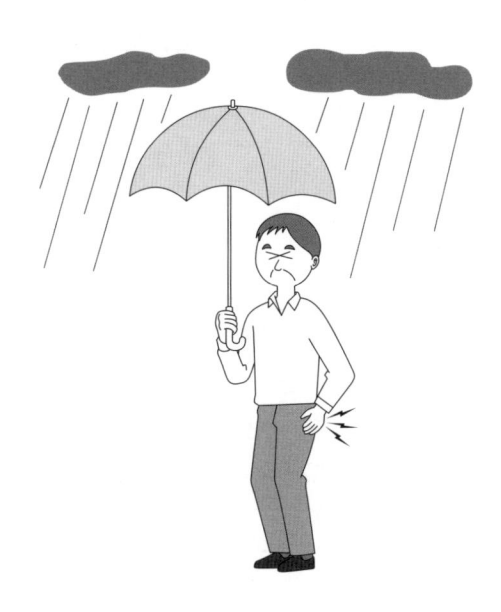

3　重い荷物は股関節を痛めるのか？

　変形性股関節症患者に,「重たいものはもってはいけないのですか？」と聞かれることが多い．確かに1kgの重さの荷物をもって歩行すると，股関節にかかる荷重量は3～4kg分増えるといわれている．この情報をもとに，日常生活の中で重たいものをもたないようにしている患者も少なくない．

　物をもつことで股関節にかかる荷重量が増えることは事実であるが，荷重量増大による変形性股関節症の発症に与える影響は明らかにはなっていない[30]．また，今のところ，体重の増加と変形性股関節症との関連性はほとんどないとされている[31)32)]．物をもつ，体重が増えると股関節へかかる荷重量は増えるが，関節軟骨がその影響を受けても変化しない状態であれば問題ないと考えられる．ただし，股関節に疼痛があり炎症状態にある場合，関節軟骨が脆弱化している危険性があり，さらに股関節へかかる負担を増やすことは避けたい．また，極端に重たいものや体重の大幅な増加は，もちろん注意しなければならない．

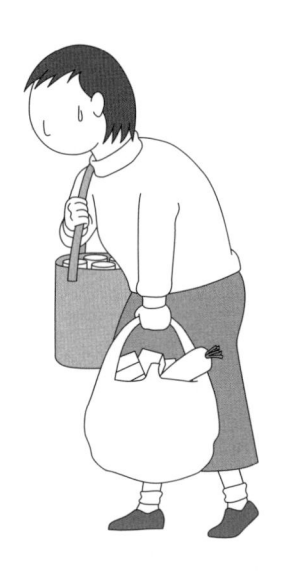

4　筋力増強トレーニングをすると股関節が痛くなる？

　変形性股関節症患者に対して，とりあえず徒手筋力検査を実施し，筋力低下のみられる箇所の筋力増強トレーニングを指導するというように，単純に治療手段の選択をしていないだろうか．変形性股関節症の疼痛や変形進行の原因には多くの因子が混在しており，安易に弱い筋力を強化したらよいというものでは決してない．実際に，単純に筋力増強トレーニングのみ実施して，

反対に症状が悪化したという患者を多く目にする．

　変形性股関節症の保存療法において，2005年頃までは，筋力増強トレーニングを中心とした運動療法を実施することで，疼痛や股関節機能の改善に効果があるとされてきた[59)〜61)]．先行研究をもとに，変形性股関節症患者に対して筋力増強トレーニングの方法を記した資料を配布したり，理学療法士による自主トレーニングの指導を実施したりしてきた．しかし近年，変形性股関節症に対する運動療法や徒手療法の効果について，否定的な見解を示す報告が増えており，これまでの見解を見直す必要があると考える[47)48)]．変形性股関節症を一括りにして同じ保存療法を実施しても効果はあらわれにくい．欧米諸国と日本での変形性股関節症の特徴は異なる．日本の中でも一人ひとりの症状や原因は異なり，その複雑に重なり合った変形性股関節症の原因を詳細に評価し，一人ひとりに合った治療方法の選択が重要であると考える．

　変形性股関節症では，股関節の拘縮や下肢長の短縮に伴い，股関節周囲の筋の柔軟性が低下している場合が少なくない．柔軟性が低下している筋に対して高負荷な筋力増強トレーニングを実施すると運動時痛が生じ，さらには股関節痛も誘発することがある．この場合，治療方法の選択としては筋力強化ではなく筋の柔軟性改善を優先すべきである．詳細な評価を実施し，最適な治療方法の選択と指導，また定期的なフォローが重要であると考える．

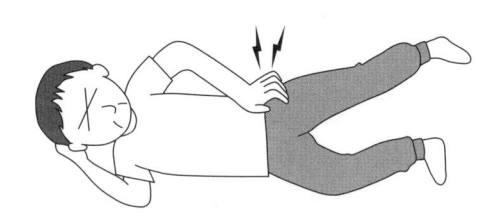

5　末期変形性股関節症の可動域制限の原因は？

　変形性股関節症の病期進行とともに関節拘縮による股関節可動域制限が生じる．その可動域制限の原因としては，大腿骨頭の変形や骨棘形成などの関節の変形による制限，関節包の伸張性低下による制限，筋の伸張性の低下による制限，疼痛による制限などが挙げられる．

　理学療法士は股関節の画像所見を参考にし，可動範囲でのend feel（終末感）から制限因子を予測する．その際，末期変形性股関節症のように変形の著しい症例（図72）では，前述の原因因子が複雑に重なり合っており，end

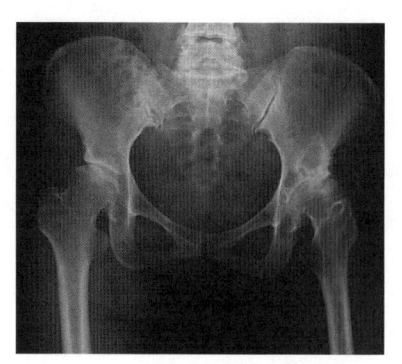

図72　末期変形性股関節症

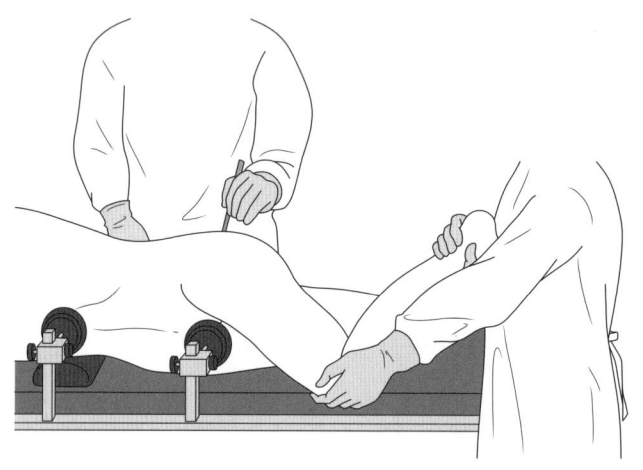

図73　股関節内旋位を誘導したままの筋や関節包の処置

feelから判断することが難しい．
　では「末期変形性股関節症の可動域制限の真の原因は何であろうか」
　この答えのヒントは人工股関節全置換術の手術中の操作の中にある．後方アプローチの場合，側臥位で常に股関節最大内旋位となるように下肢を誘導したまま（図73），筋や関節包を処置し大腿骨頭を脱臼させる．その際，まず麻酔下であるため，疼痛による股関節内旋制限はない．次に，大転子の後方から梨状筋や双子筋など外旋筋を切離するが，股関節内旋可動域に変化はほとんどない．さらに，関節包を後方から下方へ切開していくが，このときに股関節内旋可動域が最も改善する．つまり，末期変形性股関節症の股関節内旋可動域制限は，関節包の伸張性の低下による影響が大きいと考えられる．股関節の可動方向により多少違いはあるが，どの可動方向においても関節包の影響が大きいことが考えられる．この経験を参考に臨床での理学療法を再考すべきである．

〈文献〉

1) 司馬良一, 他：日本人と白人の変形性股関節症の発症頻度の比較. 日リウマチ・関節外会誌 **4**：253-261, 1985
2) 林 靖人, 他：股関節症の疫学. *Hip Joint* **27**：194-197, 2001
3) Offierski CM, et al：Hip-spine syndrome. *Spine（Phila Pa 1976）* **8**：316-321, 1983
4) Umeda N, et al：Progression of osteoarthritis of the knee after unilateral total hip arthroplasty：minimum 10-year follow-up study. *Arch Orthop Trauma Surg* **129**：149-154, 2009
5) Reilly K, et al：The role of foot and ankle assessment of patients with lower limb osteoarthritis. *Physiotherapy* **95**：164-169, 2009
6) 上田 敏, 他：リハビリテーション基礎医学 第2版. 医学書院, p180, 1994
7) 松原貴子, 他：ペインリハビリテーション. 三輪書店, p78, 2011
8) 松原貴子, 他：ペインリハビリテーション. 三輪書店, p24, 2011
9) 松原貴子, 他：ペインリハビリテーション. 三輪書店, p43, 2011
10) 熊澤孝朗：痛みの意味. 理学療法 **23**：7-12, 2006
11) Apkarian AV, et al：Human brain mechanisms of pain perception and regulation in health and disease. *Eur J Pain* **9**：463-484, 2005
12) 相澤純也, 他：Part Ⅱ 前・初期股関節症の理学療法. 斉藤秀之, 他（編）：極める変形性股関節症の理学療法—病期別評価とアプローチ. 文光堂, p23, 2013
13) 松野丈夫, 他（編）：標準整形外科学 第9版. 医学書院, pp536-537, 2005
14) Noguchi Y, et al：Cartilage and labrum degeneration in the dysplastic hip generally originates in the anterosuperior weight-bearing area：an arthroscopic observation. *Arthroscopy* **15**：496-506, 1999
15) Kim YT, et al：The nerve endings of the acetabular labrum. *Clin Orthop Relat Res* **320**：176-181, 1995
16) 道中泰典, 他：変形性股関節症における関節唇の変化—神経染色による検討. 中部整形誌 **36**：1075-1076, 1993
17) Jacobsen S, et al：Radiographic case definitions and prevalence of osteoarthrosis of the hip：a survey of 4151 subjects in the Osteoarthritis Substudy of the Copenhagen City Heart Study. *Acta Orthop Scand* **75**：713-720, 2004
18) Lane NE, et al：Progression of radiographic hip osteoarthritis over eight years in a community sample of elderly white women. *Arthritis Rheum* **50**：1477-1486, 2004
19) Birrell F, et al：Association between pain in the hip region and radiographic changes of osteoarthritis：results from a population-based study. *Rheumatology（Oxford）* **44**：337-341, 2005
20) Birnbaum K, et al：The sensory innervation of the hip joint an anatomical study. *Surg Radiol Anat* **19**：371-375, 1997
21) 沖田 実：関連痛の発生メカニズム. 松原貴子, 他（編）：ペインリハビリテーション. 三輪書店, pp144-146, 2011
22) 松原貴子, 他：ペインリハビリテーション. 三輪書店, p187, 2011
23) Horak Z, et al：Biomechanical factors influencing the beginning and development of osteoarthritis in the hip joint. *Wien Med Wochenschr* **161**：486-492, 2011
24) 元田英一, 他：変形性股関節症の進行要因に対する力学的解析—3次元剛体バネモデルを使用して. *Hip Joint* **19**：358-360, 1993
25) 小林千益, 他：一次性股関節症の自然経過. 整形外科 **45**：814-818, 1994
26) 森山英樹：変形性関節症の生物学. 近畿理学療法学術大会誌 **42**, 2013
27) Yuan GH, et al：Immunologic intervention in the pathogenesis of osteoarthritis. *Arthritis Rheum* **48**：602-611, 2003
28) Funck-Brentano T, et al：Crosstalk between cartilage and bone；when bone cytokines matter. *Cytokine Growth Factor Rev* **22**：91-97, 2011

29) Correa TA, et al：Contributions of individual muscles to hip joint contact force in normal walking. *J Biomech* **43**：1618-1622, 2010
30) Aspden RM, et al：Obesity punches above its weight in osteoarthritis. *Nat Rev Rheumatol* **7**：65-68, 2011
31) Grotle M, et al：Obesity and osteoarthritis in knee, hip and/or hand；an epidemiological study in the general population with 10 years follow-up. *BMC Musculoskelet Disord* **9**：132, 2008
32) Marks R, et al：Body mass indices in patients with disabling hip osteoarthritis. *Arthritis Res* **4**：112-116, 2002
33) Simopoulou T, et al：Differential expression of leptin and leptin's receptor isoform（Ob-Rb）mRNA between advanced and minimally affected osteoarthritic cartilage；effect on cartilage metabolism. *Osteoarthritis Cartilage* **15**：872-883, 2007
34) Iliopoulos D, et al：Epigenetic regulation of leptin affects MMP-13 expression in osteoarthritic chondrocytes；possible molecular target for osteoarthritis therapeutic intervention. *Ann Rheum Dis* **66**：1616-1621, 2007
35) Presle N, et al：Differential distribution of adipokines between serum and synovial fluid in patients with osteoarthritis：contribution of joint tissues to their articular production. *Osteoarthritis Cartilage* **14**：690-695, 2006
36) Dumond H, et al：Evidence for a key role of leptin in osteoarthritis. *Arthritis Rheum* **48**：3118-3129, 2003
37) Ganz R, et al：Femoroacetabular impingement；a cause for osteoarthritis of the hip. *Clin Orthop Relat Res* **417**：112-120, 2003
38) Hopman-Rock M, et al：The effects of a health educational and exercise program for older adults with osteoarthritis for the hip or knee. *J Rheumatol* **27**：1947-1954, 2000
39) Heuts PH, et al：Self-management in osteoarthritis of hip or knee：a randomized clinical trial in a primary healthcare setting. *J Rheumatol* **32**：543-549, 2005
40) Lievense AM, et al：Influence of obesity on the development of osteoarthritis of the hip：a systematic review. *Rheumatology（Oxford）* **41**：1155-1162, 2002
41) Vingård E, et al：Lifestyle factors and hip arthrosis；A case referent study of body mass index, smoking and hormone therapy in 503 Swedish women. *Acta Orthop Scand* **68**：216-220, 1997
42) Zhang W, et al：OARSI recommendations for the management of hip and knee osteoarthritis, part I：critical appraisal of existing treatment guidelines and systematic review of current research evidence. *Osteoarthritis Cartilage* **15**：981-1000, 2007
43) Lee C, et al：A comparison of the efficacy and safety of nonsteroidal antiinflammatory agents versus acetaminophen in the treatment of osteoarthritis；a meta-analysis. *Arthritis Rheum* **51**：746-754, 2004
44) Romeo A, et al：Manual therapy and therapeutic exercise in the treatment of osteoarthritis of the hip：a systematic review. *Reumatismo* **65**：63-74, 2013
45) Iversen MD, et al：Managing hip and knee osteoarthritis with exercise；what is the best prescription？ *Ther Adv Musculoskel Dis* **2**：279-290, 2010
46) Hando BR, et al：Short- and long-term clinical outcomes following a standardized protocol of orthopedic manual physical therapy and exercise in individuals with osteoarthritis of the hip；a case series. *J Man Manip Ther* **20**：192-200, 2012
47) French HP, et al：Exercise and manual physiotherapy arthritis research trial（EMPART）for osteoarthritis of the hip；a multicenter randomized controlled trial. *Arch phys med rehabil* **94**：302-314, 2013
48) Bennell KL, et al：Effect of physical therapy on pain and function in patients with hip osteoarthritis；a randomized clinical trial. *JAMA* **311**：1987-1997, 2014
49) 生友尚志，他：人工股関節全置換術術前の骨盤側方傾斜角度と罹病期間の関係性. *Hip Joint* **39**：136-139，2013
50) Rasch A, et al：Persisting muscle atrophy two years after replacement of the hip. *J Bone Joint Surg Br* **91**：583-588, 2009

51) 上野良三：変形性股関節症に対する各種治療法の比較検討．3 X 線像からの評価．日整会誌 **45**：826-828，1971
52) Chitnavis J, et al：Genetic influences in end-stage osteoarthritis；sibling risks of hip and knee replacement for idiopathic osteoarthritis. *J Bone Joint Surg Br* **79**：660-664, 1997
53) Eitzen I, et al：Weight-bearing asymmetries during Sit-To-Stand in patients with mild-to-moderate hip osteoarthritis. *Gait Posture* **39**：683-688, 2014
54) Martinez-Ramirez A, et al：Pre-operative ambulatory measurement of asymmetric lower limb loading during walking in total hip arthroplasty patients. *J Neuroeng Rehabil* **10**：41, 2013
55) Rasch A, et al：Muscle strength, gait, and balance in 20 patients with hip osteoarthritis followed for 2 years after THA. *Acta Orthop* **81**：183-188, 2010
56) Mototani H, et al：A functional single nucleotide polymorphism in the core promoter region of *CALM1* is associated with hip osteoarthritis in Japanese. *Hum Mol Genet* **14**：1009-1017, 2005
57) Mototani H, et al：Identification of sequence polymorphisms in *CALM2* and analysis of association with hip osteoarthritis in a Japanese population. *J Bone Miner Metab* **28**：547-553, 2010
58) Dorleijn DM, et al：Associations between weather conditions and clinical symptoms in patients with hip osteoarthritis：a 2-year cohort study. *Pain* **155**：808-813, 2014
59) van Baar ME, et al：The effectiveness of exercise therapy in patients with osteoarthritis of the hip or knee；a randomized clinical trial. *J Rheumatol* **25**：2432-2439, 1998
60) Tak E, et al：The effects of an exercise program for older adults with osteoarthritis of the hip. *J Rheumatol* **32**：1106-1113, 2005
61) Foley A, et al：Does hydrotherapy improve strength and physical function in patients with osteoarthritis；a randomised controlled trial comparing a gym based and a hydrotherapy based strengthening programme. *Ann Rheum Dis* **62**：1162-1167, 2003

第 VI 章

変形性股関節症に対する手術療法

Ⅵ 変形性股関節症に対する手術療法

　変形性股関節症の外科的治療は，変形のある股関節部の骨を切って形を整える各種『骨切り手術（「関節温存手術」とも呼ばれる）』と人工股関節置換手術の2種類に大別される．

1 股関節温存手術

　わが国においては，「臼蓋形成不全」と呼ばれる「変形性股関節症」の前段階に相当する臼蓋骨の発育不全を根底にもつ患者が多いことが判明している．形態学的に弱点をもつため，荷重負荷を分散できずにストレスは臼蓋辺縁部・骨頭外側部に集中する．

　一般に若年齢の時期には，形態の異常だけにとどまる「前股関節症」に分類される（図1）．

　ストレスの集中が継続すると，臼蓋辺縁部の骨が反応性に硬化して骨硬化像を呈する「初期股関節症」に至る（図2）．

　さらに進行して股関節が過負荷（overload）に耐えかねると，臼蓋および大腿骨頭の軟骨がすり減り始め，軟骨層に相当する関節裂隙が狭小化し始める．これは「進行期股関節症」に分類される（図3）．骨髄に空洞化を生じて

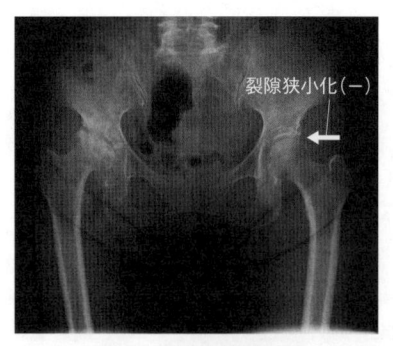

図1　前股関節症
関節面の不適合はあるが，臼蓋の骨硬化像（−），関節裂隙の狭小化（−）

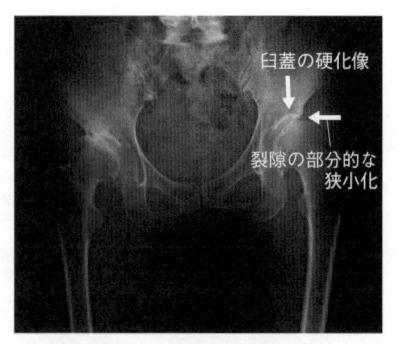

図2　初期股関節症
臼蓋の硬化像（＋），関節裂隙の部分的な狭小化（＋）

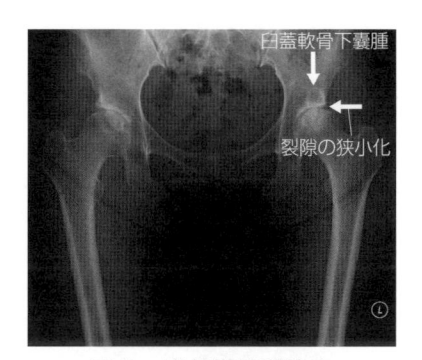

図3　進行期股関節症
臼蓋の硬化像（＋），関節裂隙の明白な狭小化（＋）
臼蓋あるいは骨頭の軟骨下囊腫形成（＋）

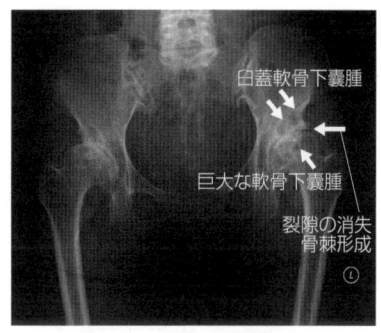

図4　末期股関節症
関節裂隙の消失・広汎な骨硬化像（＋），巨大な軟骨下囊腫形成（＋），骨棘形成（＋）

大きな軟骨下囊腫を形成する場合も多い．

　股関節の破壊が進行すると軟骨はほぼ消失して，大小さまざまな軟骨下囊腫が形成される．この変形性股関節症の最終段階は「末期股関節症」に分類される（図4）．

　関節温存手術を施行する場合は，どの種類の温存手術であっても，股関節の軟骨部分がある程度以上，変性せずに残存していることが望ましい．生後何十年間も過大なストレスにさらされ続けてきた部分（母屋）はそのままにして，新たに荷重分散を期待できる部分を作るので，「増築」に似た手術である．

1　大腿骨（内反あるいは外反）骨切り術

　大腿骨を転子部で楔形に骨切りして内反あるいは外反方向へ曲げてやることで，損傷されつつある「骨頭荷重部」を内側あるいは外側に逃がしてやり，損傷の少ない部分や骨棘に荷重分散の役割を担わせようとする手術法である．臼蓋形成不全の程度が高度の場合には，これに臼蓋形成術など臼蓋被覆率を向上させる骨盤側の骨切り手術を併用することもある．

（1）大腿骨内反骨切り術

　臼蓋形成不全を解消する（股関節の適合性を改善する）とともに関節圧を減じる効果も狙う手術で，（長）内転筋や腸腰筋の腱切り術を併用する場合が多い．楔形に骨切りして内反することにより0.5～1cmの脚短縮を生じるが，股関節周囲筋群の筋緊張の低下〜関節圧の低減化を図っており，術式の短所とは言いにくい（図5a，b）．

　しかしながら，大腿骨の形態が大きく変わると将来の人工股関節置換手術

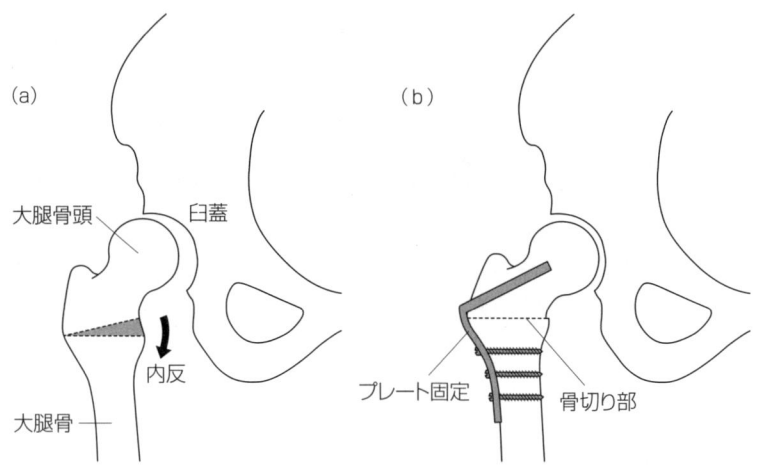

図5 大腿骨内反骨切り術
a：大腿骨を小転子部で内側が開大するように楔形に骨切りする
b：骨片を除去して内反位に矯正してプレートにて圧迫固定する

を困難にする場合があり，この点は本術式の難点である．後療法については，術後3カ月くらいまでは部分荷重として，その後，片松葉杖歩行とする．術後6〜12カ月程度でようやく全荷重が許可されることが多い．進行期〜末期股関節症では筋力増強訓練は不適当で，ROMエクササイズにとどめる必要があるとされている[1]．

（2）大腿骨外反骨切り術

内反骨切り術が股関節の適合性を改善することを主目的にするのに対して，本術式は進行期股関節症〜末期股関節症で骨頭の内側にcapital drop，臼蓋の臼底部にdouble floorと呼ばれる骨棘が形成されている症例に適応があるとされる．変形した股関節の力学的環境を整備して，ある程度までの修復反応を期待するものである（図6a，b）．拘縮の強い症例や55歳以上の年齢では成績が劣るとの報告がある[2]．

2　大腿骨頭（前方あるいは後方）回転骨切り術

大腿骨頭への栄養血管の損傷に細心の注意を払いながら，大腿骨頸部で骨切りして，骨頭を前方へ90°程度あるいは後方へ90°以上回転させて健常領域を荷重部にあてがう手術法である（図7）．本来は健常部と異常部の境界が比較的明瞭な「大腿骨頭壊死症」に適用される術式である[3]．

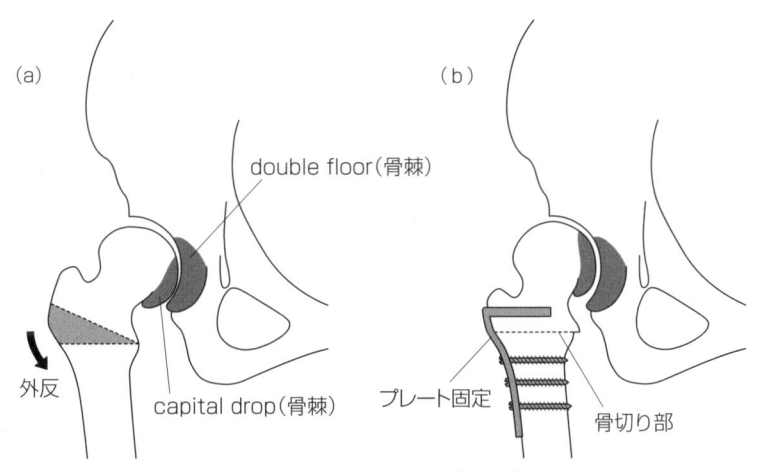

図6　大腿骨外反骨切り術
a：大腿骨を小転子部で外側が開大するように楔形に骨切りする
b：骨片を除去し，骨棘部分も利用して外反位に矯正する．プレートにて圧迫固定する

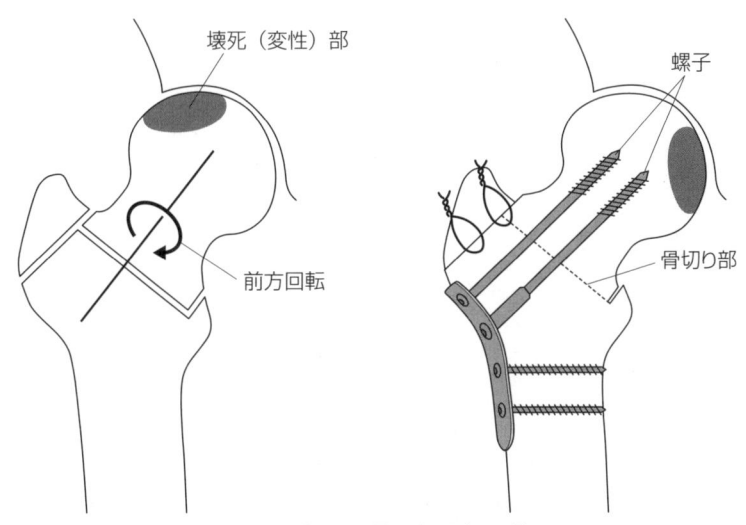

図7　大腿骨頭回転骨切り術
大腿骨の転子間稜（大転子と小転子の間の部分）の1cmほど内側を大腿骨頭を栄養する重要な血管が走行しているため，これより外側で骨切りを行い壊死部を荷重部から逃がすように前方または後方に回転させる．内反・外反骨切りに比べて骨切り部の接触面積が少ないので，専用のプレートと螺子を使用して強固に固定する．

　近年，股関節鏡が発達し，低侵襲で関節軟骨の状態を観察できるようになった．大腿骨頭の前方部分あるいは後方部分の関節軟骨の変性・摩耗が僅少で，健常に近いことを確認できれば「変形性股関節症」にも手術適応を拡大できる可能性がある．

3 キアリ骨盤骨切り術

　欧州の整形外科医キアリ（Chiari）により考案された手術法．原法では臼蓋部分を水平に骨切りして骨頭・恥坐骨を含む遠位側を内側に，臼蓋の上部を外側にスライドさせて固定するものである（図8）．

　変法も考案されており，臼蓋の前部では恥骨に沿い，後部では坐骨に沿う形でできるだけ臼蓋の形状に近い台形（ドーム状）に骨切りする手法も存在する（図9）．骨切りの下部（遠位側）を内側に，上部を外側にスライドさせて固定する点は同じである[4]．

　本術式は次に紹介する寛骨臼回転骨切り術（RAO：rotational acetabular osteotomy）より適応の範囲はやや広く，「前股関節症」～「初期股関節症」はもとより「進行期股関節症」にも適応される．また「末期股関節症」に対しても「キアリ骨盤骨切り術」が施行される場合がある．後療法には時間を要し，術後2カ月以降より部分荷重を開始し，術後4～6カ月で全荷重が許可されることが多い．

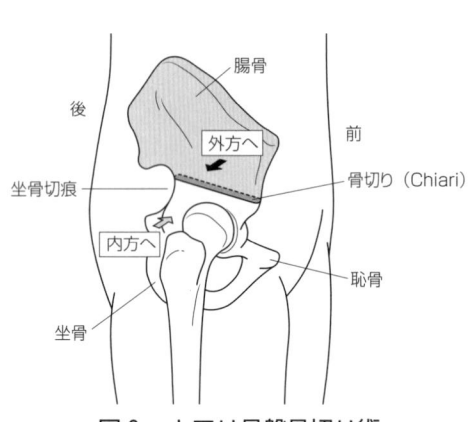

図8　キアリ骨盤骨切り術
股関節の上方で平面状に骨切りを行い，大腿骨頭を含む遠位を内方に押し込み，臼蓋上方部分を外側にスライドさせて十分な骨性被覆を獲得する．

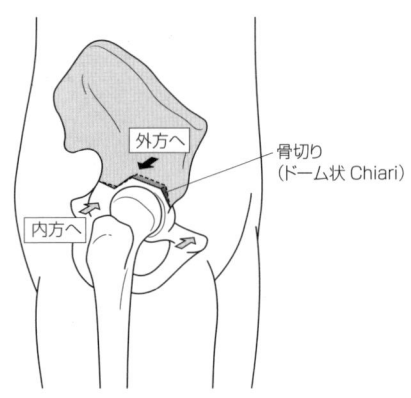

図9　ドーム状キアリ骨盤骨切り術
キアリ骨盤骨切り術の変法である．平面状の水平な骨切りではなく，前方では恥骨，後方では坐骨に沿うように骨切りを行い，原法と同様の手技で臼蓋上方部分を外側にスライドさせて十分な骨性被覆を獲得する．

4 寛骨臼回転骨切り術（RAO）

　専用の弯曲ノミ（図10）を使用して臼蓋を適切な厚みで丸く「くり抜く」ように骨切りして，骨頭を十分に被覆するように外側に回転させて固定する手法（図11a, b）である．

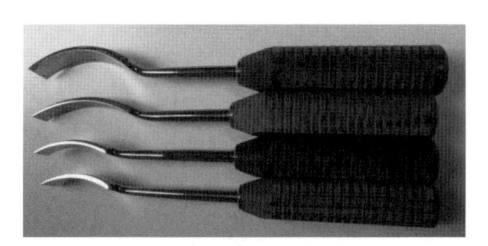

図10 RAO専用の弯曲ノミ

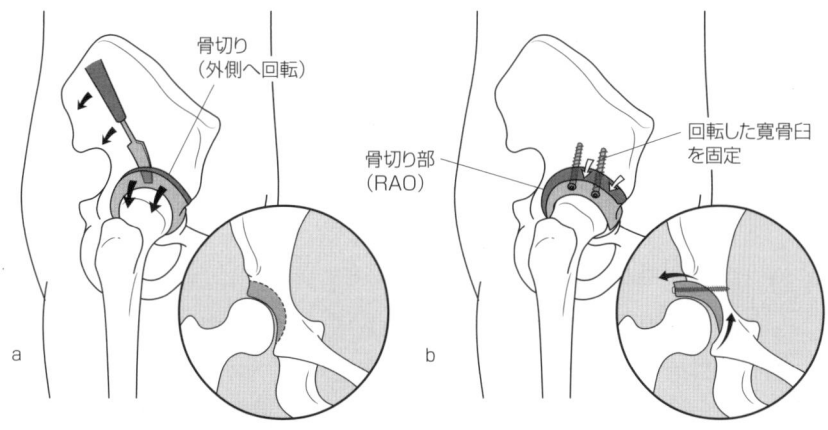

図11 寛骨臼回転骨切り術（RAO）
a：臼蓋上方で，専用の弯曲ノミを使用して寛骨臼をくり抜くように骨切りする．骨片を回転させながら前外側方向に引き出し，十分な骨性被覆を獲得する
b：必要に応じて骨移植を併用し螺子や鋼線で固定する

　術後の骨癒合・筋力回復には相当の時間を要するため，全荷重が許可されて杖を完全に外せるまでの期間は術後6〜12カ月程度である[5]．通常は「前期股関節症」〜「初期股関節症」がよい適応で，年齢も50歳以下が推奨される．

5　臼蓋（棚）形成術

　臼蓋の上方部分の骨にノミを入れ，外下方へ引き出して骨移植をする手法（図12a，b）[4]や，骨盤を臼蓋直上部で縦割りして外側に拡げ，空隙に骨移植を施す手法などが代表的な臼蓋（棚）形成術である[6]．

（1）長　所

　金属などの人工物を体内に挿入したままにはならないので，感染を生じても鎮静化させやすい．人工股関節の耐久性が向上した現在でも，中高年以下の若年齢者にはタイムセービング（人工股関節置換手術施行の年齢を引き上げる）の観点から，十分に考慮する価値がある．

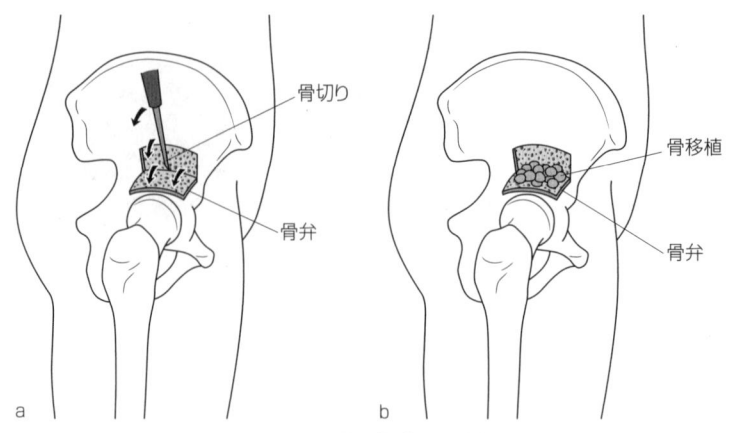

図 12 臼蓋（棚）形成術
a：臼蓋上部に腸骨壁にノミを入れてこれを反転する
b：生じた隙間には腸骨などを利用して骨移植する

（2）短所

骨を切るので人為的に骨折を起こしているのと変わらない．したがって，強固な外固定を必要とし，すぐには強力なリハビリを進めにくい．必然的に後療法には数カ月単位の時間がかかるので，家庭・学校・職場などの支援がないと手術に踏み切れない．

「前股関節症」〜「初期股関節症」には対応できることが多いが，「進行期股関節症」〜「末期股関節症」の場合は適応症例が限られる．前述したように，長期間ストレスを受け続けた部分が残存するので，手術後も痛みや動かしにくさなどが残る場合もある．症例によっては股関節症の進行を食い止めることができず，結局，数年で人工股関節置換手術が必要となることもある．

（3）まとめ

「変形性股関節症」の病期に応じて選択される「関節温存手術」の種類についてにまとめておく（表1）．

② 人工股関節置換手術

1 人工股関節全置換術

本手術は臼蓋側・大腿骨側の両方に操作を加えて，臼蓋部分を「ソケット」と呼ばれる半球状のインプラントと人工軟骨の役割を担う「ライナー」で置き換え，大腿骨頭部分を柄（「ステム」と呼ばれる）付き骨頭（「ヘッド」と

表1 変形性股関節症（OA）の各病期で選択される関節温存手術

病　期	臼蓋側	大腿側
前股関節症	RAO	内反骨切り術
	キアリ骨盤骨切り術	
	臼蓋（棚）形成術	
初期股関節症	RAO	内反骨切り術
	キアリ骨盤骨切り術	外反骨切り術
	臼蓋（棚）形成術	
進行期股関節症	キアリ骨盤骨切り術	外反骨切り術
末期股関節症	（キアリ骨盤骨切り術）	（外反骨切り術）

呼ばれる）で置き換える手法である．

　広範囲に荒廃して骨・軟骨が変形・消失した状態に見切りをつけて，人工関節に置き換えする様子は，傷んでしまった母屋を取り壊して更地にし，基礎工事から始めて鉄骨の家を建てる「新築」とも呼べる手術である．臼蓋・大腿骨頭の双方（股関節全体）が傷んでいる疾患が適応になるので，代表的な適応疾患は「進行期股関節症」～「末期股関節症」である．

　本手術はわが国で年間5万件以上が施行され，さらに増加の傾向をたどっている．

（1）デザイン

　人工股関節は基本的にソケット，ステム，ヘッド，ライナーという四つの部品で構成されている．

1）ソケット

　骨となじみやすい（骨親和性の高い）合金でできている．コバルトクロム（図13）やチタン（図14）が代表的であるが，最近ではレアメタルのタンタル（図15）なども使用されている．

2）ステム

　ソケットと同様に合金でできている．

3）ヘッド

　大腿骨頭の役割を担う．合金やセラミックスが使用される．

4）ライナー

　人工軟骨の役割を果たす．すり減りにくいように特殊な処理をされたポリ

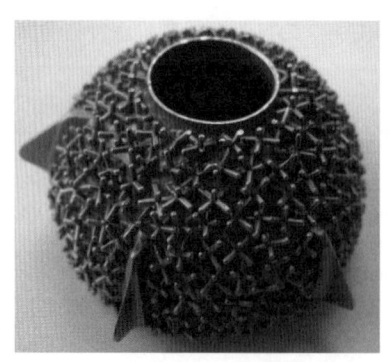

図13 コバルトクロム製ソケット

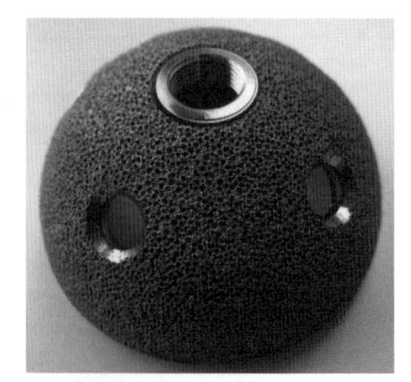

図14 チタン製ソケット

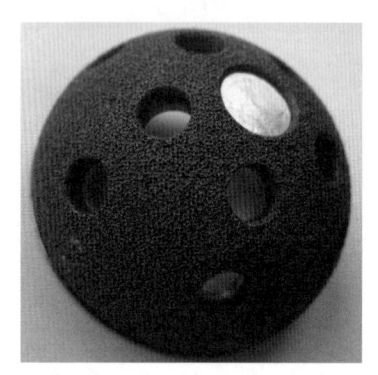

図15 タンタル製ソケット

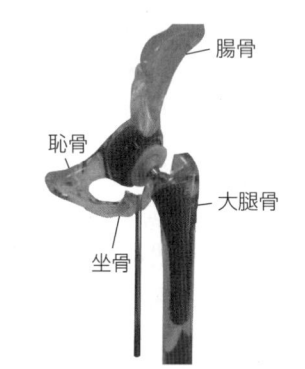

図16 骨盤と大腿骨の名称

エチレンやセラミックス・合金なども使用される場合がある．
　骨盤（臼蓋）と大腿骨にうまく部品を埋め込みながら，痛みもなく滑らかに動かせるように作り上げる（図16）．臼蓋側ではリーマーと呼ばれる球形の掘削用器具（図17）を使用して臼蓋を掘削する．次第に径を大きくして可能なかぎり，大きなソケットを挿入する．
　大腿骨側ではラスプと呼ばれる筒状の掘削用器具（図18）を使用して大腿骨髄を掘削する．次第に径を大きくして，可能なかぎり大きなステムを挿入する．
　現在施行されている全置換術用の人工股関節の大半（ソケットの90％以上，ステムの80％以上）は，「骨セメント」と呼ばれる専用の接着（固着）剤を使用しない「セメントレス型」と総称されるデザインのものである（図19，図20）．「セメントレス型人工股関節」は骨となじみやすい（骨親和性の高い）素材で表面を加工して，インプラントに直接骨が侵入して強固に固着することをねらったものである．デザインはさまざまで，現在使用可能なものは細

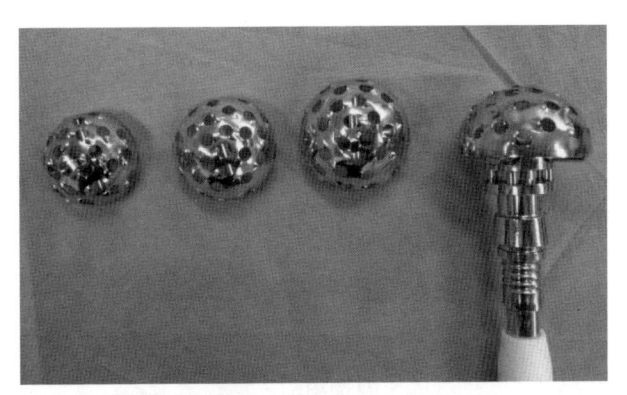

図17　各種サイズのそろったリーマー

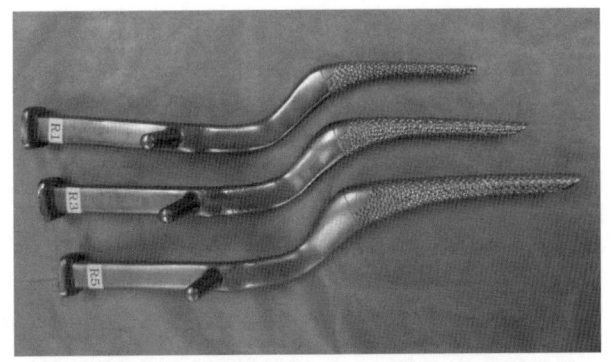

図18　各種サイズのそろったラスプ

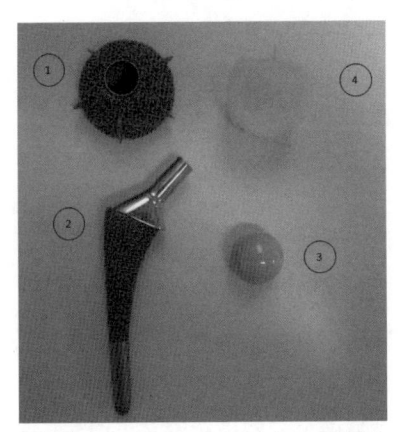

図19　セメントレス型人工股関節
①コバルトクロム製ソケット　②ポリエチレン製ライナー　③コバルトクロム製ステム　④アルミナセラミック製ヘッド

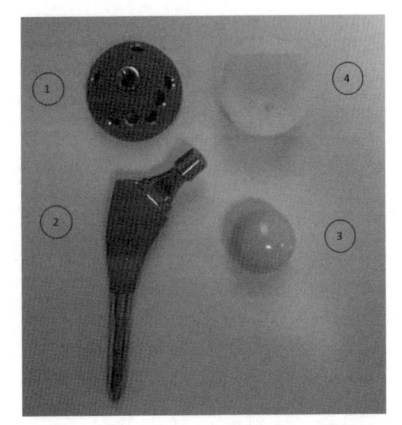

図20　セメントレス型人工股関節
①チタン製ソケット　②ポリエチレン製ライナー　③チタン製ステム　④デルタセラミック製ヘッド

かく分けると100種類以上ある．国産の製品もあるが，欧米の製品が大多数を占めている．人工軟骨の品質が上がり耐久性が飛躍的に向上したため，ひ

とたび骨と固着（bone ingrown fixation と呼ばれる）すると「脱臼を繰り返す」あるいは「感染を生じる」などの合併症を生じないかぎり，20～30年程度の寿命が十分に期待できる．

（2）周術期の合併症と対策

1）血栓塞栓症

人工股関節全置換術は，それ自体で血栓塞栓症発症の中等度のリスクファクターである．弾性ストッキングを装用したうえでの足関節の底背屈自動運動を促し，できるだけ早急に手術を施行することが望ましい．術後，出血が落ち着けば，抗凝固薬の使用も考慮に入れる．また人工股関節全置換術後のリハビリプログラムの開始時期は全国的に早められる傾向にあり，早期離床・早期歩行訓練に際して，特に肺塞栓症発症のリスクが皆無ではないことを十分に念頭において進める必要がある．詳しくは成書にゆずるが，主なリスクファクターには「高齢」「肥満」「血栓塞栓症の既往」などが挙げられる．

2）感　染

「高齢」「肥満」「コントロール不良の糖尿病」「免疫抑制剤（ステロイド剤）使用」などは代表的なリスクファクターである．

3）脱　臼

一定期間（6～12カ月）が経つと，関節を保護・安定化させる関節包が再生されて脱臼のリスクは大きく軽減されるが，術後数カ月以内，特に入院中は要注意である．「側臥位（体位交換）中に患肢が落ちる」「不用意に上半身のみを捻じる」といった危険肢位を避けるように注意する．

4）転　倒

立位・歩行バランスの悪い状態では転倒のリスクが上がる．術後早期は創部の疼痛・筋肉痛をはじめとする疼痛が残存し，バランスをくずした際に，これを瞬時に制御できるだけの筋出力が出せない場合が多いので，十分な注意・監視を必要とする．

5）術後せん妄

まれではあるが，高齢者に発症することがあるため注意が必要である．手術当日にバルーンやドレーンを抜去したり，許可なく体位交換したり，起立・歩行したりする場合がある．睡眠剤やそのほかの安定剤などを常用している患者に対しては，可能なかぎり精神科医にコンサルトしておく．

（3）長　所

除痛効果にすぐれ，耐久性も大きく向上した点が挙げられる．低侵襲手術（MIS：minimally invasive surgery）の発達にも後押しされて，術後リハビリを早期から集中的に開始できるため，後療法に要する期間が「股関節温存手術」よりはるかに短縮できる．また脚長差の大きい症例に対しても，これを

補正できる利点がある（図21）.

（4）短 所

長期的には人工軟骨の摩耗～緩みに留意すべきである.

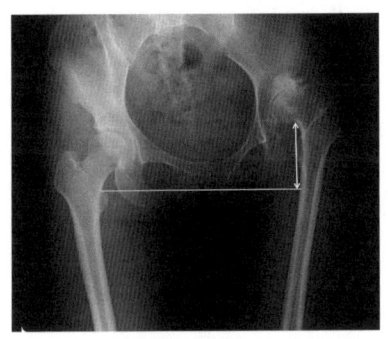

人工股関節全置換術（術前）
骨盤傾斜も含めて6cm以上の脚短縮あり

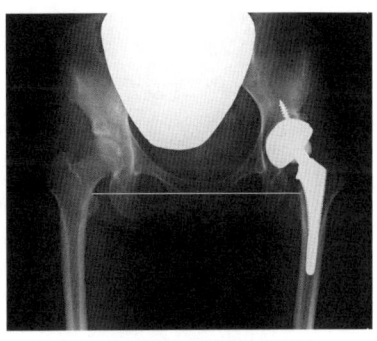

人工股関節全置換術（術後）
骨盤傾斜・脚短縮ともに解消されている

図21 人工股関節置換手術前後

2 人工骨頭置換術

　本手術は基本的に臼蓋には手を加えず，大腿骨のみに操作を加えて，傷んだ骨頭部分を柄（「ステム」と呼ばれる）付き人工骨頭（「ヘッド」と呼ばれる）で置き換える手法である．したがって，臼蓋部分の骨や軟骨がほとんど傷んでいない（骨の変形や軟骨変性がない）疾患が適応になる．

　代表的な適応疾患は「大腿骨頸部骨折」であるが，ごくまれに「変形の程度の軽い変形性股関節症」にも適応されることがあるので簡単に紹介する．高齢化社会を反映して大腿骨頸部骨折が増加しており，本手術は年間6万件以上施行されている．

デザイン

　現在施行されている人工骨頭置換術の大半は「バイポーラー型」と総称されるデザインのものである（図22）．ヒトの大腿骨頭とほぼ同サイズの骨頭

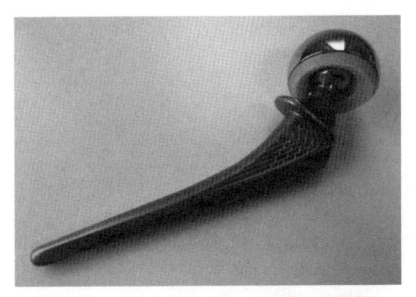

図22 バイポーラー型人工骨頭

（ヘッド）と柄の部分（ステム）が一体となった「単純型人工骨頭」による置換術は，最近ではほとんど施行されない．「単純型」では術後の活動性が高い場合，人工骨頭の頻回かつ大きな動きが臼蓋軟骨を傷めて，次第に骨盤の中へ「めり込んでゆく」状態が危惧されるからである．

その点，「バイポーラー型」ではインナーヘッドとアウターヘッドと呼ばれる二つの骨頭が組み合わさった形態をとり，両者がある程度以上の動きを分担するため，臼蓋への負担軽減，脱臼リスクの軽減などに効果的である．

〈文献〉

1) 上野良三：人工関節に頼らない下肢機能再建/股関節 内反骨切り術．関節外科 **16**：774-779，1997
2) Maistrelli G, et al：Valgus-extension osteotomy for osteoarthritis of the hip. *J Bone Joint Surg Br* **72**：653-657, 1990
3) 馬渡正明，他：人工関節に頼らない下肢機能再建/股関節 大腿骨頭回転骨切り術．関節外科 **16**：780-788，1997
4) 増原建作：人工関節に頼らない下肢機能再建/股関節 臼蓋形成術．関節外科 **16**：798-801，1997
5) 武石浩之，他：寛骨臼回転骨切り術とは．整形外科看護 **15**：170-173，2010
6) 飯田寛和：臼蓋形成術とは．整形外科看護 **15**：168-169，2010

第 VII 章

人工股関節全置換術前後の看護

VII 人工股関節全置換術前後の看護

1 手術前看護

　人工股関節全置換術（THA：total hip arthroplasty）は，股関節の変形による疼痛や可動域制限で活動性が低下した患者が高いQOLを再獲得するための治療手段として一般的に知られているが，合併症としての脱臼，感染，摩耗（インプラントの緩み）などに十分な注意を要する．手術前の患者は「とにかく股関節痛をとってほしい」という思いが強く，手術後の生活をイメージできていない．しかし術後は脱臼肢位を避けるべく動作に制約がつくため，手術までの短い期間の中で術後生活をしっかりイメージでき，かつ不安なく手術に臨めるように工夫して説明していく必要がある．共に生活をする家族の理解を深めることも重要であり，医師の手術説明や看護師のオリエンテーションには同席してもらうことが望ましい．

1　問　診

（1）現病歴

　変形性股関節症は進行性の疾患なので，いつ頃からどのような症状が出現し，それがどのように変化してきたかを把握する．二次性の場合は，股関節疾患の既往（先天性股関節脱臼，Perthes病，股関節周辺の骨折など）とその治療歴（ギプス固定，キアリ骨盤骨切り術や寛骨臼回転骨切り術（RAO：rotational acetabular osteotomy）などの手術）を聴取する．

（2）既往歴

　基礎疾患・手術歴を聴取する際は，術後合併症のリスクも念頭におく．術後人工股関節の感染のリスクファクターとして高齢，肥満，複数回の手術（再置換など），糖尿病，関節リウマチ（RA：rheumatoid arthritis），皮膚・呼吸器・尿路感染症，低栄養，免疫抑制剤・ステロイド剤の使用がある．

　術後深部静脈血栓症（DVT：deep vein thrombosis）や肺血栓塞栓症（PTE：pulmonary thromboembolism）発生のリスクファクターとしては高齢，肥満，

糖尿病，悪性腫瘍，ネフローゼ症候群，避妊経口薬，喫煙，血栓症の既往などがある．

（3）内服チェック

術前数日は中止が望ましい薬剤

1）抗凝固剤（バイアスピリン，イコサペント酸エチルなど）

術中術後の出血量を増加させ，腰椎麻酔・硬膜外麻酔に際し血腫形成〜麻痺を生じるリスクがある．

2）免疫抑制剤（プレドニゾロンなど）

感染を助長させるリスクがある．

（4）アレルギーの有無

食事，薬剤，金属など．

（5）喫煙の有無

創治療に影響するため少なくとも1カ月前からの禁煙が望ましい．

2 術前検査

基礎疾患（糖尿病，膠原病，甲状腺などのホルモン代謝異常疾患）がある場合は，コントロールできているかどうかをチェックする．コントロールできていない場合や異常データがあった場合は，手術までに各種専門医に紹介し指示を仰ぐ．

（1）一般血液検査

基礎疾患に糖尿病がある場合はHbA$_{1c}$（過去1〜2カ月の血糖の平均的な状態を推定できる），心疾患がある場合はBNP（心不全のマーカー）などを追加する．

（2）心電図

心筋虚血および不整脈の有無．

（3）X線（胸部）

拘束性肺疾患や閉塞性肺疾患，心肥大の有無．

（4）検尿

尿の性状（血尿，蛋白，糖，細菌など）のチェック．

3 減量指導

体重が1kg増加すると歩行時の股関節への負担は3〜4kg増加するといわれており，実際に，股関節痛が増強し来院する患者への問診の際に「この何年かで体重が増加した」と答える患者も多い．減量に成功し股関節痛が消

失したケースもあり，肥満の患者には初診時から減量指導をしていくことが望ましい．

また肥満は術後感染やDVTのリスクを高めることはよく知られているが，THA手術自体に対しても手術時間の延長，出血量の増加，術後浸出液の増加などさまざまな悪影響を及ぼすと報告されている[1]．減量は運動（カロリー消費）と食事制限（カロリー制限）を組み合わせて行っていく必要があるが，術前は痛みのために十分に運動を行えないことが多い．そこで食事制限をベースにして，可能な範囲で運動プログラムを取り入れることが大切である．

①股関節への負荷が軽減する水中での歩行・エクササイズやエアロバイク
②時間をかけての半身浴
③ストレッチなど自宅でもできる有酸素運動
④カロリー制限

思うように運動ができない分，股関節症患者にとっては食事の制限が重要である．本人の年齢・活動量を考慮しながら，1,200～1,400kcal/日の間で調整していくのが望ましい．

4　環境チェック

家屋構造を確認し手術後に向けて準備を始める．聴取だけではなく図表，写真，動画を利用することで患者個々の生活に潜む問題点を捉えやすくなり，入院中の指導内容の充実につながる．

- 玄関：上がり框の高さ，手すりの有無
- トイレ：洋式or和式，便座の高さ，手すりの有無
- 階段（屋外・屋内）：段数，段の高さ，手すりの有無
- 寝室：ベッドor布団，ベッドの高さ
- 浴室：椅子の有無と座面の高さ，浴槽の長さ・幅・深さ・床からの高さ，手すりの有無
- 食卓/居間：椅子やソファの有無と座面の高さ，和室の利用の有無

5　感染予防指導

人の体には皮膚，口腔・鼻腔粘膜，腸管など常在菌が存在する組織は多い．しかし疾病，手術，薬剤などの影響で体内の防御機構が低下すると，健常者では問題にならない体内の弱毒菌に感染することもある．そのため，皮膚や口腔の清潔を術前から保持しておくことが重要である．

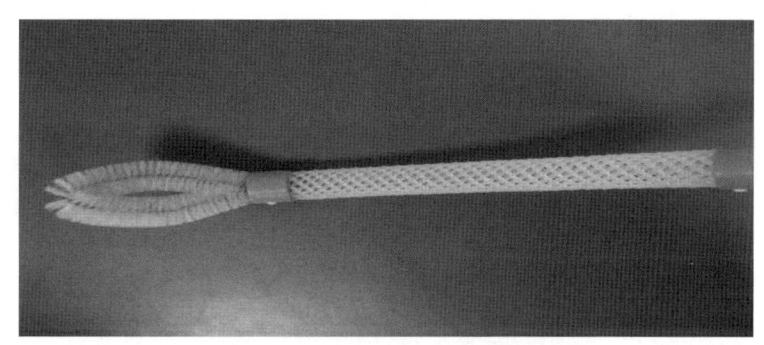

図1　柄付きブラシ（下肢洗体用）

- 虫歯，化膿性や炎症性の皮膚疾患（アトピー性皮膚炎など）がある場合は，手術までに治療しておく
- フットケアを行う．股関節の関節可動域（ROM：range of motion）制限により爪切りなど，足先のケアがままならない患者も多いため，外来で爪切り援助をしたり，下肢洗体用の柄付きブラシ（図1）の紹介をして足先の清潔を保つ．

6　患者用クリティカルパス

当クリニックでは入院生活をよりイメージできるよう，入院前にクリティカルパスを渡して説明を行っている（表1a〜d）

2　入院後のケア

1　DVT予防指導

人工股関節置換手術は，ガイドラインでも静脈血栓閉塞症（VTE：venous thromboembolis）の高リスク群に分類されている．深部静脈血栓症（DVT）は静脈血のうっ滞や，血流の緩徐，出血に対する防衛反応としての血液凝固機能の亢進などにより静脈内に血栓を生じる病態であり，高齢・肥満・血栓症の既往のある患者ではさらにリスクが高まる．この深部静脈血栓が静脈壁から離れ，大静脈内に流れ込むと肺血栓塞栓症（PTE）の原因にもなる．歩行開始など，本格的なリハビリが開始される時期に胸痛や呼吸苦を訴えた場合は注意が必要である．術前から，術後の底背屈運動や早期離床の重要性を説明し理解を得る．

VII 人工股関節全置換術前後の看護

表1a THAを受ける患者用クリティカルパス①

人工関節置換術（THA）を受けられる患者様へ

患者氏名：　　　　　　　　　指示医：　　　　担当PT：

経過月日	入院まで	入院〜手術前日まで　／　〜　／	当日（OP前）　／
達成目標	・入院までに体調をコントロールできる ・必要物品が準備できる	・早期絶食の流れについて知る ・必要物品が準備できる ・脱臼肢位について知る	・手術に対して不安が最小限である
治療処置薬剤	・入院の申し込みをしていただきます	・必要時，鎮痛薬を使用します	・朝7時頃に検温を行いますのでベッドでお待ちください
検査	・手術前の検査があります 血液検査・尿検査・心電図・胸部X線	・手術までに必要な検査は外来で済ませています	
活動安静度リハビリ	特に制限はありませんが無理をしないようにしてください ・理学療法士による診療があります（手術前評価） 身長（　　　）cm 体重（　　　）kg	・制限ありません ・松葉杖の練習をします	
栄養（食事）	・バランスのとれた食事をしてください	・夕食まで食事ができます（水分は6時まで可能）	・絶飲，絶食です
清潔		・シャワー浴を行います ・手足の爪は短く切っておいてください ・必要時手術部位の毛ぞりを行います	・検温終了後洗面を行ってください ・化粧はお控えください ・男性の方はヒゲ剃りをしてください
排泄		・入院日の眠前に下剤を内服し手術前日に浣腸をします	
患者様およびご家族への説明その他	・手術時の必要物品 バスタオル3〜4枚・タオル3〜4枚・T字用2枚・ティッシュペーパー・リハビリ用の靴 紙袋（洗濯物入れ）・洗剤・洗面/入浴用具・パジャマ・下着類・歯磨きセット ストロー付きペットボトル用キャップ・500 m*l*の水やお茶5〜6本 大きめのクッション（45×45 cm程度）・ロール枕（バスタオル2枚を巻いたもの） 手術承諾書（捺印したもの）・住環境チェック表・内服薬1カ月分（いつも飲まれているお薬・お薬手帳） この説明プリントもおもちください ★介護保険対象者には事務から手続きについての説明があります	・看護師が入院までの経過をお尋ねします ・看護師より手術関連の説明があります ・入院の書類や身体障害者手帳・介護保険の書類は1階受付に提出し，わからないことは事務主任にお尋ねください（日曜入院の方は月曜日に提出）	・貴重品は家族に預けるかセーフティボックスに入れ鍵は各自で保管しておいてください ・入れ歯，指輪，時計，コンタクトレンズ，ヘアピン ・化粧，マニキュア，ピアスはすべて外しておいてください

表1b　THAを受ける患者用クリティカルパス②

患者氏名：

経過 月日	当日（OP後）	OP後1日目 /	OP後2日目 /
達成目標	・痛みが軽減できる ・血栓、脱臼、感染を起こさない	・痛みが軽減できる ・血栓、脱臼、感染を起こさない	・痛みが軽減できる ・血栓、脱臼、感染を起こさない
治療処置 薬剤	・定期的に検温を行います ・持続点滴が入っています ・抗生剤の点滴があります ・弾性ストッキングを装着します（約1週間） ・手術部に血抜きのドレーンが入っています	・持続点滴を抜きます ・朝夕に抗生剤の点滴があります（2日間）	▶ 終了 ・午前中に手術部に入っていたドレーンを抜きます ・明日から飲む内服抗生剤を配ります
検査	・病室で採血があります	・朝病室で採血があります	
活動安静度 リハビリ	・ベッド上安静です ・ベッドを30度まで起こせます ・足関節底背屈運動をしましょう（30分間間隔で10回程度） ・麻酔が覚めた後は看護師介助で横向きができます（クッション使用） ・足関節底背屈運動、大腿セッティング運動をしましょう	・看護師介助でクッションを使用して横を向きます ・横を向きたいときは遠慮せずにナースコールを押してください ・ベッドを60度まで起こすことが可能です（個人差があります） ・ベッド上で筋力強化訓練を開始します	・ベッドで足を垂らして蹴る訓練が始まります ・ベッドを80度まで起こせます ・松葉杖や歩行器での歩行練習が始まります（20kg荷重） ・リハビリ室での訓練が始まります ・トイレ動作の練習が始まります
栄養（食事）	・食事、飲水については看護師が指示します	常食	常食
清潔	・洗面に行けるようになるまで朝夕に洗面用具をお配りします	シャワー浴ができるまで看護師が身体清拭をします	
排泄	・尿の管が入っています ・排便時は便器を使用しますのでナースコールを押してください		・尿の管を抜きます ・トイレ歩行開始 ・自立するまではトイレに行く際は看護師と一緒に行きます
患者様およびご家族への説明その他	・尿の管が入っている間は尿路感染予防のためにも水分を1日1.5〜2ℓは摂取してください ・便器使用時は脱臼予防のために必ずベッドを30度起こしてから行います ・床ずれ予防のためにも手術していない方の膝を立ててお尻を上げる運動を30分に1回は行いましょう。その時もかならずベッドを30度程起こしてください ・上向きに休まれる場合は脱臼予防のために股にロールタオルを挟んでください		・ウォッシュレットを使用していただきます

表1c THAを受ける患者用クリティカルパス③

患者氏名：

経過月日	OP後3日目 /	OP後4日目 /	OP後5〜6日目 / 〜 /	OP後7日目（2週目）〜16日目 / 〜 /
達成目標	・痛みが軽減できる ・血栓，脱臼，感染を起こさない ・松葉杖歩行ができる	・痛みが軽減できる ・血栓，脱臼，感染を起こさない ・松葉杖歩行ができる ・トイレ歩行ができる		・痛みをコントロールできる ・血栓，脱臼，感染を起こさない
治療処置薬剤	・抗生剤の内服が始まります ────	──▶ 終了	・血栓予防の内服があります	・弾性ストッキング除去（下肢の腫れの程度により延長することもあります）
検査		・採血があります		・採血，レントゲンがあります
活動安静度リハビリ		・クッションを使用し自己で横向きに寝る練習をします		・手術した脚に40 kg荷重できる
栄養（食事）	・常食	・常食	・常食	・常食
清潔				
排泄	──────▶	・創部の状態をみてシャワー浴が始まります（はじめは看護師がお手伝いします）		
患者様およびご家族への説明その他				

（1）足関節底背屈運動の励行

筋の収縮・弛緩効果があり，安静時に比較して大腿静脈の血流量が50%も増えるといわれている[3]．ゆっくり動かすのではなく，力強く底背屈運動をするよう指導する．回数についてのエビデンスはないが，行えば行うほど血流量は増加する旨を説明して意識づける．

（2）弾性ストッキング装着

弾性ストッキングを装着し適度な圧力を加えることで，表在静脈の段階で滞っている血流を深部静脈まで届け，深部静脈の血流を増加させる効果がある．下腿，足関節の周径を測定し，適正なサイズの弾性ストッキングを準備する．離床時に除去してもよいが，術後の下肢浮腫がある患者は浮腫対策として延長する場合もある．装着している期間は，皮膚トラブルがないよう十

表1d　THAを受ける患者用クリティカルパス④

患者氏名：

経過月日	OP後14日目(3週目) /	OP後21日目(4週目) /	OP後26日目　退院 /
達成目標	・脱臼を予防するための方法が理解できる ・脱臼，感染を起こさない	・脱臼を予防するための方法が理解できる ・脱臼，感染を起こさない ・杖歩行や階段昇降ができる	退院時に必要な日常生活動作のレベルに達している ・脱臼を予防するための方法が理解できる ・杖歩行や階段昇降ができる
治療処置薬剤		・退院前日の9時頃に外来で院長診察があります ・持ち帰りたい内服・湿布があればお申し出ください ・海外渡航用英文証明書をご希望の方もお申し出ください	・診察券をお返しし，次回外来予約表をお渡しします（受診当日はレントゲン撮影があります） ・診察券・身分証明書，救急用紹介状 etc の書類をお渡しします 次のような時は受診日まで待たずにまず一度お電話でご相談ください ・股関節がひどく痛む（歩行困難） ・股関節がひどく腫れて熱をもつ ・原因不明の熱が続く ・脱臼した時：激しい痛み・歩行困難・左右の脚の長さが違います 　　脱臼であった場合，退院時に渡した救急用紹介状を持ち，救急車を呼んでください．その時に整形外科のいる病院や，ある程度人工関節置換術の経験のある病院を救急隊が探してくれます
検査	・採血，レントゲンがあります	・採血，レントゲンがあります	・体重について 体重が1kg増えすぎると股関節には4倍の負担がかかります 標準体重＝(身長－100)×0.9です ・感染について 身体の他の部位の感染が人工関節の感染を引き起こす原因になることもあります 風邪・傷・虫歯・膀胱炎などは早めに治療して予防していきましょう 感染の症状：股関節が強く痛む・原因不明の熱が続く 　　　　　　股関節部や創部が赤く腫れたり，熱をもっている
活動安静度リハビリ	・杖や杖なしで歩く練習をします ・手術した脚に全荷重できる．	・自宅での生活動作の練習（入浴など） ・木曜日の13時から看護師により集団生活指導があります（日常生活動作パンフレットを渡します）	
栄養(食事)	・常食	・常食	退院おめでとうございます 日々過ごされる中で困ったことや問題点がありましたらどんなことでも外来やホームページの問い合わせ欄でお尋ねください お急ぎの場合はお電話でご連絡ください
清潔			
排泄			
患者様およびご家族への説明その他			

分注意して観察する．糖尿病などにより，感覚障害のある症例や白癬などでは特に注意が必要である．

　弾性ストッキングは，非常に強い圧迫圧で作られているため，普通のストッキングのように簡単に履くことができない．さらにTHA術後患者は肢位制限があるため，看護師が着脱を行う．その際，脱臼肢位にならないように注意が必要である．

（3）間欠的空気圧迫法

専用の装置を使用し，空気圧によりカフを間欠的に膨張させて下肢を圧迫し，静脈血のうっ滞を防止する．

2 褥瘡予防

術後は安静・体動制限により可動性・活動性が低下するため褥瘡を生じやすい．自己でのヒップアップによる除圧が大切であることを説明し，術前から練習しておく．変形性股関節症の患者は，股関節周囲の筋力が低下しているため，仰臥位でのヒップアップが困難なことも多く，術前からどの程度可能かを把握しておく．褥瘡のリスクが高い場合は，術後にジェルパットを使用したり体位交換を頻回にするなどの対応が必要である．

チェックポイント

①体圧測定器を用いて体圧のチェック（体圧40 mmHg以下が望ましい）
②殿部全体の皮膚状態と仙尾骨突出の有無
③褥瘡の既往
④自己でのヒップアップの状態を把握する．術後，ベッドが水平な状態で極端なヒップアップをすると股関節過伸展位となり，前方脱臼の危険性があるため，ヒップアップをする際は20～30°程度ギャッチアップしてから行うよう指導しておく（図2）

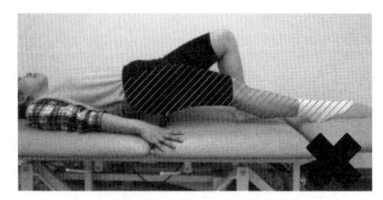

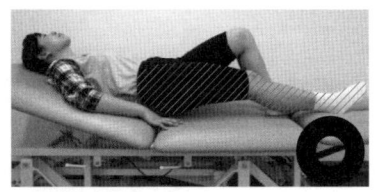

図2　ヒップアップの方法

3 感染対策

（1）術前日のシャワー浴

手術部位と周辺の皮膚の汚染を除去し，常在細菌数を減少させる目的で，手術前夜（または当日朝）にシャワー浴を行う．

（2）口腔内ケア指導

口腔の常在菌の減少目的で，周術期に歯科医による口腔ケアを行っている施設も多いが，当クリニックでは食後の歯ブラシに加え，唾液や食事ととも

に飲み込む口腔の常在菌を少しでも減少させるように，各食事前に含嗽液による含嗽を行ってもらっている．

(3) 剃 毛

男性の場合は手術部位の皮膚を観察し，剛毛が生えていればサージカルクリッパーで剃毛する．カミソリでの剃毛は，反対に皮膚を傷つけ感染のリスクを高めるため行わない．

(4) 浣 腸

麻酔により肛門括約筋が弛緩するため，腸内に便が残っていると術中に排便する可能性があり術前に浣腸をする．

3 手術後看護

1 腓骨神経麻痺の予防と観察

腓骨神経は脛骨神経の外側にある神経で，膝の外側に位置する腓骨小頭を圧迫することにより障害され麻痺を起こす．麻酔などによって筋緊張が弛緩すると生理的に下肢は外旋位をとりやすいため，麻酔が覚醒するまでは特に注意が必要である．

THA術後は一過性の筋力低下が加わり，患肢の制御困難もあるため，レッグコントロールがある程度可能となる（目安として自己で端座位になれる）まではクッションやタオルを利用し，腓骨小頭の圧迫を避けていくのが安全である．手術操作や血腫による神経圧迫でも発症する．術前に脚長差が著しい症例（高位脱臼股など）では，手術により患肢の著明な引き下げが行われることが多く，牽引力による神経麻痺にも十分な注意が必要である．麻痺を起こすと足関節は背屈不能で下垂足となり，下腿外側から足背にかけてしびれ・疼痛が出現する．

チェックポイント

①腓骨小頭の圧迫を避ける→真上からみて膝蓋骨が真上を向くようにする
②ハイソックスタイプの弾性ストッキングを装着している場合は，ストッキングがずれたり丸まったりして腓骨小頭を圧迫していないか
③第一趾の背屈，足関節の背屈運動の確認
④第一趾・第二趾間の知覚異常の有無
⑤下腿外側から足背にかけてのしびれ・疼痛の有無

2 感染予防指導

　手術部位感染（SSI：surgical site infection）は術後数日〜10日前後で発症する場合が多く，「早期感染」と呼ばれる．日本整形外科学会のガイドラインによると，初回人工股関節置換術後の感染率は0.2〜2.9%程度となっている[4]．

　人工股関節は人工物（異物）で，それ自体は免疫能・防御能力をまったく有していないため，細菌にはねらわれやすい．また骨髄では血液が作られており細菌の好む栄養も豊富であるが，その形状はスポンジ状の入り組んだ骨の構造をしているので，血液の流れは緩やかで細菌が繁殖しやすい．さらにインプラント周囲に炎症反応や異物反応を生じた場合，瘢痕組織・肉芽組織が形成されやすい特徴もあるため感染のリスクが高まる．一度人工関節に感染を起こすと沈静化させるのには長期間を要し，最終的に抜去しなければいけない事例も多いため，早期発見・早期治療開始が重要である．

　創傷管理として，通常術後24〜48時間後には創は表皮形成により外界から遮断されるため，長期間のドレッシング材使用は不要といわれている[5]．現在は，閉塞性ドレッシング（図3）を使用している施設が多い．閉塞性ドレッシングは，①創内の湿潤環境を保つ，②創内の痂皮形成を防止する，③出血・浸出液・創周囲皮膚からの発汗を吸収する，④長期貼付可能（一週間程度）という特徴があり，消毒の必要もないが，皮膚の弱い患者ではドレッシング材にかぶれることもあるため注意する．

　当クリニックでは術後4日目にドレッシング材を除去し，創の離開がないか確認後，シャワー浴を開始している．本格的なリハビリが開始されると，股関節周囲筋の収縮などにより浸出液が流出することもある．特に感染のリスクファクターのある患者は，ドレッシング材除去後も注意深く観察していくのが望ましい．

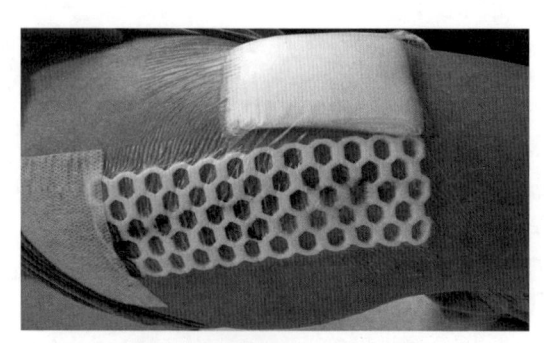

図3　閉塞性ドレッシング

チェックポイント

①創部の疼痛，腫脹，発赤，熱感の有無
②ドレーン管理
③創の離開や出血・浸出液の流出がないか
④熱型（39℃以上の高熱や2～3日以上にわたって弛張熱が続く場合は注意）
⑤白血球（$>10,000/\mu l$）やCRP（$>10\,mg/dl$）の異常高値が持続
⑥糖尿病患者の場合，術後48時間は血糖値を$200\,mg/dl$以下でコントロールする

3 脱臼予防指導

　人工股関節の脱臼は代表的な合併症であり，術後3カ月以内に生じるものを早期脱臼，3カ月以降に生じるものを晩期脱臼と呼ぶ．脱臼はインプラントの設置異常，姿勢性（過伸展/外旋・過屈曲/内転/内旋），事故（転倒など）といった種々の原因で生じる．ステムの骨頭部分がソケットから外れるのが脱臼であるが，筋にはその外れようとする力を制御する求心的役割があるため，術後リハビリで筋力を増強していくことは，それだけで脱臼予防にもつながっていく．術前は疼痛のため患肢をかばいながら歩行することが多く，十分な運動ができないため筋力が低下している．したがって，術直後は特に脱臼のリスクは高いといえる．また高齢患者，関節リウマチ患者，透析患者など，全身の筋力低下が著しい場合はさらに脱臼のリスクは高まる．

　また股関節は「関節包」という強固な袋に普段は守られているが，手術の際にこの関節包を除去するため，再生するまでの間（約3カ月）は特に注意が必要である．この関節包は股関節の深部感覚（関節位置覚）にもかかわっており，術後まもない患者に「脚（股関節）が内に入っていますよ」と注意をしても「自分では内に入っている感覚がなかった」と言われることもあるので，視覚的にも確認しながら行うように指導する．

　脱臼予防指導は，普段生活している環境や仕事内容，趣味などの情報を収集し，性格や理解力，手術後の可動域や筋力の回復程度も把握しながら，入院中・退院後も徹底して啓発・教育指導し続けていく必要がある．

4 臥床時のケア

　便器を差し込んだり衣服のしわを直したりする際に，ベッドがフラットなままヒップアップだけして股関節が過伸展位になると，前方脱臼を生じやす

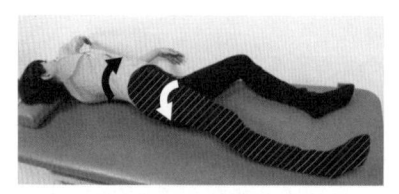

図4　仰臥位で上体を捻転

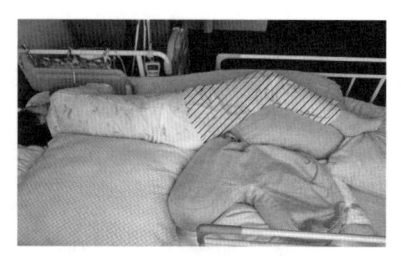

図5　術後側臥位

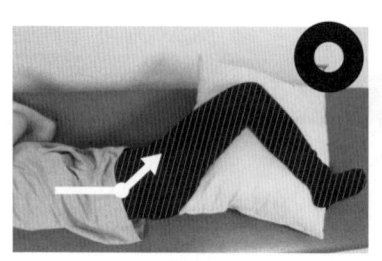

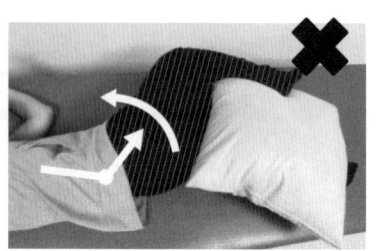

図6　術後自己体位交換

い．ヒップアップする際はギャッチアップ（20〜30°）をして，患肢の膝を屈曲（立て膝）させるようにする．

　また仰臥位で患肢の反対側にある物を上体を捻転させて取りにいこうとする動作は，股関節が伸展・外旋して前方脱臼の危険がある（図4）．特に肩疾患（肩腱板断裂・五十肩など肩のROM制限がある）患者は，肩の動きを代償すべく無理に上体を捻転させる傾向があり要注意である．左の物は左手で，右の物は右手で取るよう指導し，訪室時は常にベッド周りの環境をチェックする．

　側臥位時は外転枕（クッション）を挟んで股関節を外転位に保つのが望ましいが，外転枕の規格は施設によりさまざまである．当クリニックでは，術後は患肢全体を保持できる抱き枕を使用し，患肢が外転枕からずり落ちないように体の前後にクッションを置いて安定させている（図5）．

　術後ルートやドレーン類が外れてからは，座布団型クッションなどを使用しての自己体位交換を始めてもらうが，高齢患者や睡眠導入剤を使用している患者の場合は，夜間安全に自己体位交換できているかを巡回時に注意して観察するようにする（図6）．周術期を過ぎ，創の状態が落ち着けば，患肢を下側にしての側臥位は安全である．

　術前から股関節の可動性がよい患者の場合は特に注意する．

　術前から関節拘縮が著明で開脚困難な場合や小柄な患者の場合は，外転枕

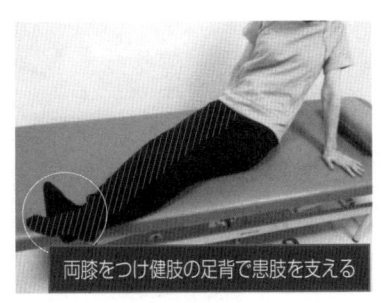

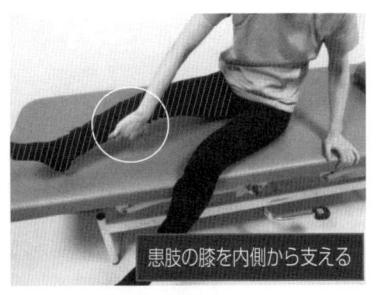

図7　端座位への移動方法（良い例）

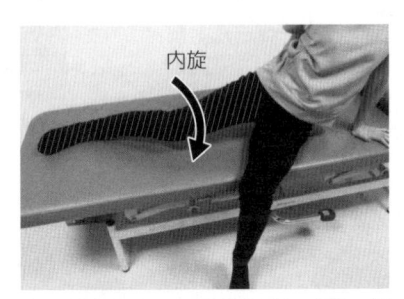

図8　端座位への移動方法（悪い例）

もやや小さめにするなど工夫する．

5 仰臥位から端座位でのケア

　仰臥位から端座位への移動は健肢から下ろすようにする．この場合，患肢のレッグコントロールが可能であれば問題ないが，『レッグコントロールが不十分であれば』両膝をつけ健肢の足背で患肢を支えて腹筋・腕力を使用しながら（図7a），もしくは患肢の膝を内側から支えて安全に行えるか否かを確認する（図7b）．

　また肥満や術後の浮腫などで患肢が重たい場合や，腹筋や腕力が弱い場合は，強引に患肢を動かそうとして内旋位になることがある（図8）．危険な場合は安全に行えるまで看護師が介助する．術前から関節拘縮が強く，患肢を十分動かすことができていなかった場合は，術直後は特にレッグコントロールが不十分になることが予想されるため本人にも注意を促す．反対に術前から股関節の可動性がよい場合は，本人の認識が十分でないと大胆な動作をとることもあり危険である．安全な方法を正しく理解しているか，何度も注意・確認する．

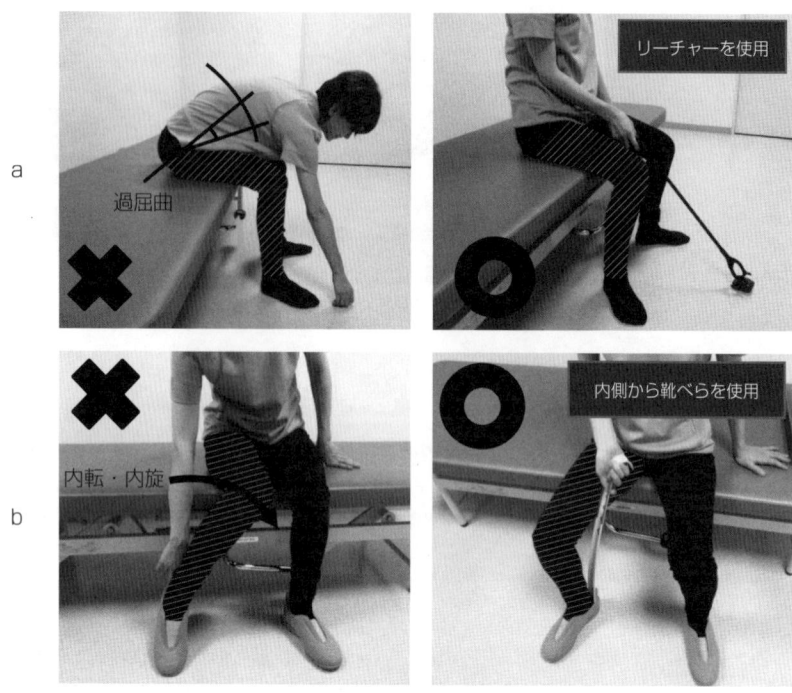

図9　座位時の注意
a：床の物を拾う動作　b：靴を履く動作

6 座位でのケア

　安静期間が過ぎると，患者は室内で座位で過ごす時間が増える．座位自体がすでに股関節屈曲位であり，この状態でさらに上半身を前下方に深く曲げると過屈曲になり脱臼のリスクが高まる．特に危険な動作は，床の物を拾いに行く動作・靴を履く動作であり，必ずリーチャーや長い靴べらを使用することを指導する（図9a, b）．

　オーバーテーブルや，床頭台の引き出しや冷蔵庫の中の物などは，患者が安全な姿勢で取れるように配置を考え，実際に動作を確認しておく．また座位で上半身を患肢側に極端に捻転する動作（例えば端座位でベッドの隅のシーツのしわを伸ばすような動作など）も，股関節が内転位になり危険である（図10）．

　内転予防のために座位時は両膝を閉じる，もしくは軽度外転位で座るように指導する（図11）が，「足を開きぎみに」という指導では，両足先を開いて実際は股関節が内転位になっている場合もある（図12）．「両踵をつけて開脚するように」「両膝をつけるように」と指導すれば，股関節は内転位にならず安全である（図11）．

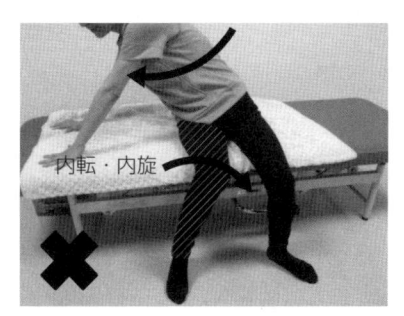

図10　座位で上半身を患肢側に極端に捻転する動作

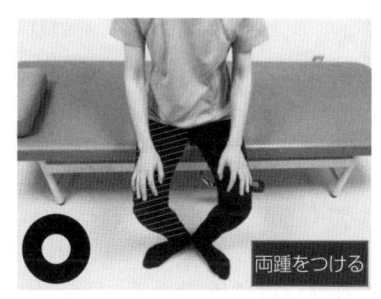

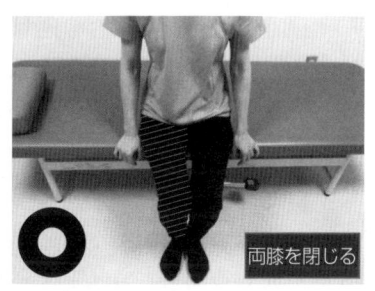

図11　座位時（良い例）

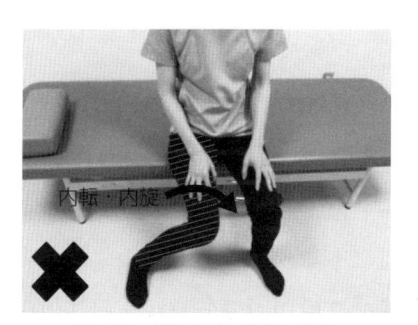

図12　座位時（悪い例）

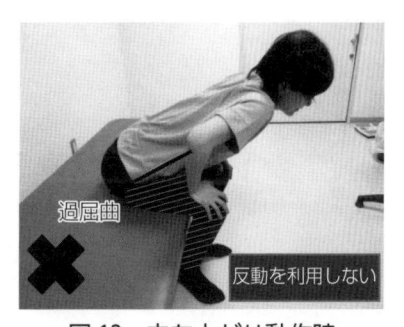

図13　立ち上がり動作時

7　立ち上がり動作のケア

　端座位・座位からの立ち上がり時は，反動を利用せずにベッド柵をもちながらゆっくり立ち上がる．上半身の反動を利用して「よっこらしょ」と立ち上がるのは，この一瞬に股関節が過屈曲位になるため危険である（図13）．必ずベッド柵を支えにゆっくり立ち上がるよう指導し，またオーバーテーブルや床頭台など動くものは支えにしないように指導する．

8 離床時のケア

　術後は貧血傾向にあり，特に離床開始時は起立性低血圧を起こす患者も多い．そのため臥床安静期間からギャッチアップ座位の時間を徐々に増やして，離床への準備を進めていくことも大切である．端座位後はすぐに歩行を開始するのではなく，血圧を測定し気分不良，めまい，冷や汗などの低血圧症状がないのを確認してから歩行を開始するようにする．低血圧症状が出現した場合は，すぐに仰臥位に戻り下肢を挙上して安静にする．

　当クリニックでは臨床後は松葉杖を使用し，術後1週目で20 kg荷重，2週目で40 kg荷重，3週目で全荷重というプログラムでリハビリを進めていく．その期間，きちんと松葉杖をつき，荷重を守っているかどうかを観察することも重要である．また術前筋力低下が著明であった患者や，膝疾患のある患者の場合は，歩行時の「膝折れ」や「脱力」など歩行状態に注意し，転倒しないように近位で見守るようにする．

　静止立位時に注意すべきなのは，前方脱臼であり，上体を後方に反らし，患肢と反対側に極端に捻転する動作は危険である．歩行している患者に後ろから声をかけないよう注意する．特に脊椎後弯症などの腰椎疾患があり骨盤後傾位の患者は，立位時股関節が過伸展をとりやすく前方脱臼のリスクは高い．

9 シャワー浴でのケア

　当クリニックでは術後4日目にドレッシング材を除去し，表皮離開や浸出液がなければ保護剤なしでシャワー浴開始となる．松葉杖歩行にも少し慣れてきた頃であるが，浴室の床は濡れているため転倒のリスクがある．また温浴効果で筋が弛緩した状態で洗体や更衣動作を行うため脱臼のリスクも高く，十分な指導と動作確認が必要である．

1　確認ポイント

（1）病室からシャワー室までの移動

　エコバッグのような軽いバッグやリュックサックにシャワー浴物品を入れるなど，安全に松葉杖を使用しシャワー室まで移動できるかどうかを確認する．

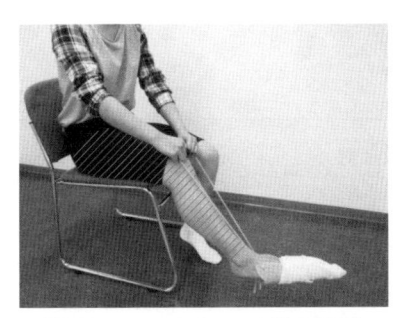

図14 ソックスエイドの使用

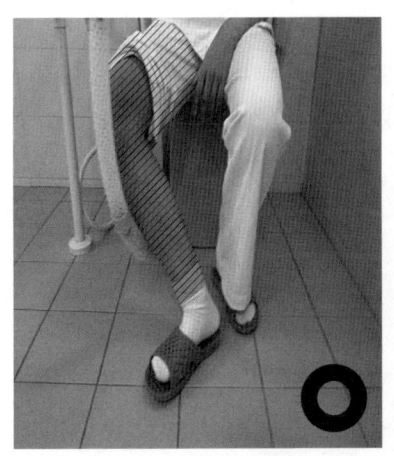

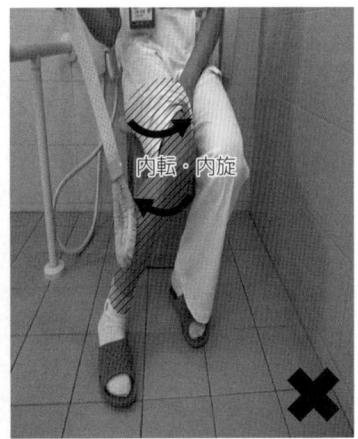

図15 下肢の洗体方法

(2) 更 衣

パンツ・ズボンの着脱はリーチャーを使用し，健肢から脱いで，患肢から履くようにすると無理せず安全に着脱できる．靴下はあぐら動作を習得するまではソックスエイドを使用し着脱する（図14）．

(3) 洗 体

下肢は柄付きブラシを用いて洗う．特に患肢下腿側面を洗う場合は内転・内旋位をとりやすいため注意する．不安な場合は両膝をそろえるか，患肢の膝を手で外転位に支えながら行うように指導する（図15）．

洗髪はシャワーの位置が低く前傾姿勢になるような場合，シャワーヘッドを片手でもって洗うように指導する．

10 退院まで

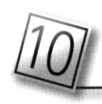

　退院まではリハビリが中心の生活になるが，THAを受けるまでの経過がさまざまであるように，リハビリの経過もそれぞれである．今までできなかった動作ができるようになったときは共に喜び，思うようにリハビリが進まないときは励ますなど，患者が意欲的に取り組んでいけるよう関わっていく必要がある．また患者の病棟での状態や得た情報を関わるスタッフが皆で共有し，患者が退院に向けて安全に各種動作を獲得していけるよう情報の共有を密にしていくことが大切である．

　筋力回復の過程では，筋力トレーニングによる筋肉痛なども生じるためアイシングやマッサージ，外用剤や消炎鎮痛剤の内服などによる疼痛のコントロールも重要である．特に松葉杖を使用し始めた段階の頸部〜肩痛，あぐら練習開始時の鼠径部痛，全荷重開始時の股関節痛などの訴えは多い．

11 脱臼が疑われる場合

1 観察ポイント

①股関節の疼痛
②膝関節や股関節を動かすことができない
　足関節や足趾の動きは変わらない．膝屈伸運動ができないのは特徴的である
③患肢の短縮
　足関節の位置か踵の位置を左右で比較する

2 徒手整復までの流れ

①X線撮影
②医師による脱臼の確認
③バイタルサイン測定・点滴ルート確保（徒手整復は静脈麻酔で行われることが多い）
④透視室で徒手整復を行う（ストレッチャーで搬送）．

　病院によっては，諸事情もあり①〜④まで時間を要する場合もあると思われる．その場合，患者の疼痛が強ければ，鎮痛剤を使用し安楽な体位を確保

する．また静脈麻酔での徒手整復が不可能な場合は，腰椎麻酔を使用することもあるので食事をひかえておく．

12 退院時指導

入院生活のさまざまな場面で指導した内容を盛り込んだ総括として，当クリニックではパンフレットを使用し退院時指導を行っている．以下は実際使用しているパンフレットをもとにまとめたものである．

1 感 染

人工股関節という人体にとっての異物が挿入されているかぎり，術後何年経っても血行性感染を生じる可能性があるので注意を要する．インフルエンザなどの「ウイルス」に感染することはないが，虫歯や化膿した傷を放置することで増殖する「細菌」は感染源となるので，増悪する前に早期治療するように指導する．

人工股関節に感染を起こすと熱発（38～39℃以上）や創および創周囲の腫脹，発赤，熱感，疼痛などの炎症症状が出現する．早期に医療機関を受診し処置を受けることが重要である．

2 摩 耗

摩耗とは，人工股関節の部品のうち人工軟骨の役割をしているライナー（ポリエチレン製が多い）がすり減っていくことをいう．ライナーがすり減ると，その摩耗粉に対する異物反応で骨融解が起こり，人工股関節と骨との間に緩みを生じていく．緩みが進行すれば再置換術をしなければならない場合もある．最近では，耐久性にすぐれた人工股関節も数多く開発されているが，使い方によっては10年以内で摩耗することもある．摩耗を早める要因として，下記の項目が挙げられる．

①体重増加
②人工股関節への負担が増大するような運動（着地による衝撃が大きいジョギングやマラソンなど）や脱臼・骨折のリスクを高めるコンタクトスポーツ（バレーボールやバスケットボールなど）
③脱臼肢位に代表されるような不良肢位を長年とり続ける
④術後，体幹・骨盤の大きな揺れ（跛行）が残存したまま異常な歩行を続ける

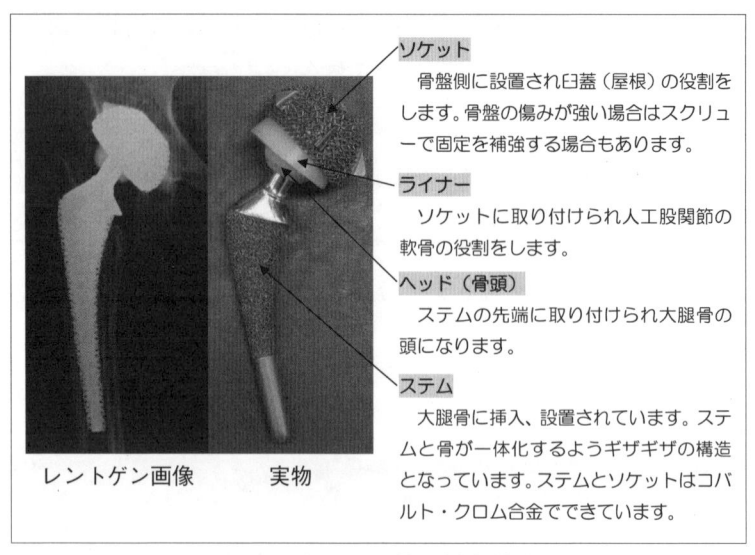

図16　人工股関節の基本構造

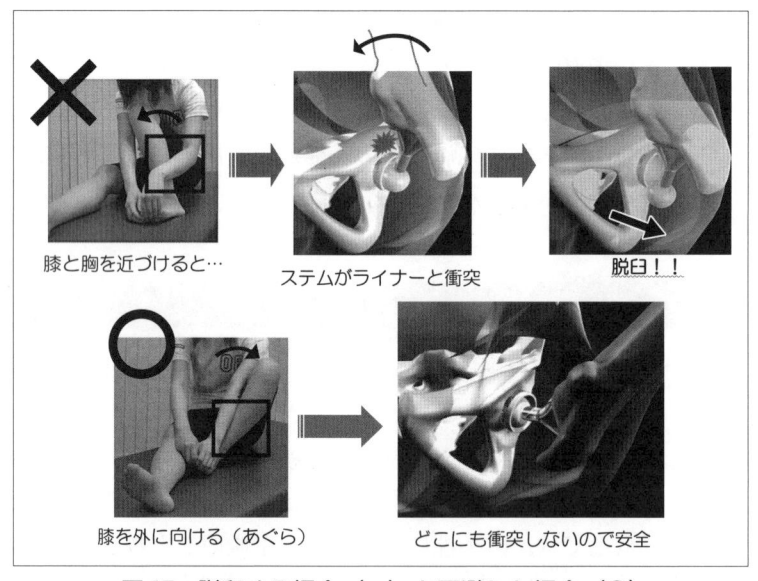

図17　脱臼する場合（×）と回避した場合（○）

　摩耗を初期段階で発見できるとライナー部分の部品交換手術だけですむ場合もある．初期段階では症状がない場合が多く，X線での確認が必須となる．そのため必ず専門医による定期受診を欠かさないように指導する．

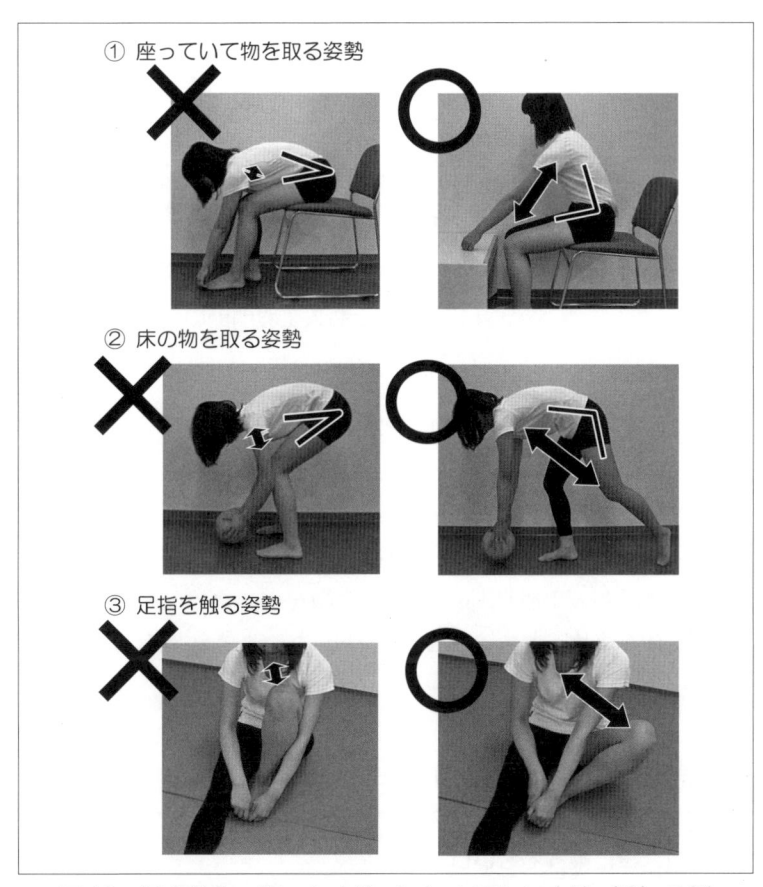

図18　基本動作―誤った方法（×）と正しい方法（○）の例

3　脱　臼

（1）人工股関節の基本構造
　　基本的な構造を知っておくことで指導内容もより理解しやすくなる（図16）．

（2）どのようにして脱臼するのか
　　図17は足元を触れるときに体の中がどうなっているのかをあらわしたものである．膝と胸を近づけると，人工股関節の前側でステムとライナーが衝突し，そこがてことなりヘッド（骨頭）が後ろに押し出され脱臼してしまう．したがって，足元に手を伸ばす際は必ず膝を外に向けるようにする（図17）．

（3）基本動作は必ず守る！
1）脱臼を予防するために
　　人工股関節の構造上，何年たっても「もう大丈夫」ということはない．
　　基本動作を守る（身につける）ことができれば脱臼の90％以上は回避できる．常に忘れないでいただきたいことは手術をされた脚の『膝』と『胸』が

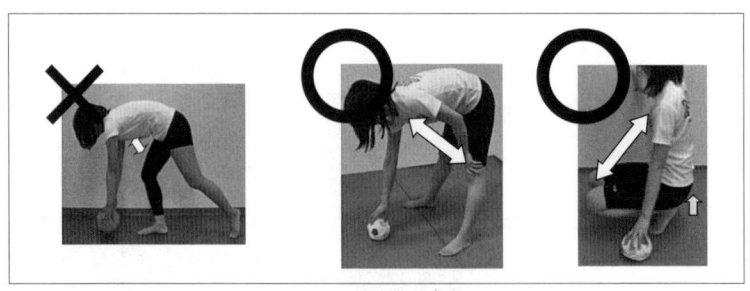

図19 両側とも人工股関節の場合の動作方法

接近するのはきわめて危険であり，膝と胸の間隔は30 cmは必ず空けておくということである（図18）．脱臼しなくても人工関節が傷んで入れ替えの手術を要する場合もあるので，必ず守る．

2）両側とも手術をした場合

両側が人工股関節の場合，片脚を引くとかえって反対側が曲げすぎる姿勢となるため，どちらも胸に近づかないよう注意しなければならない（図19）．

13 患者からよくある質問

Q1. 車に乗ってもいいですか？

まずアクセルとブレーキがしっかり踏めること．さらにレッグコントロールが利いて，患肢（手術側）を自力で持ち上げて乗り降りできるのであれば，運転自体は特に問題はない．脱臼予防の観点から，シートが自分の膝より低い車は避けるようにする．車内は狭い空間のため，乗り込む際に無理な姿勢をとってしまう危険性がある．まずシートに腰をかけ，両足をそろえてそのまま90°回転するようにすれば安全である．

Q2. 自転車やバイクに乗ってもいいですか？

自転車やバイクは乗る際にまたぐ動作が必要になるため，軸足となる脚（たいてい左側）が手術側の場合は，十分に筋力やバランス能力が回復すれば乗ってもよい．目安は「手術側での片脚立ちが可能」な状態である．またぐ側の脚はレッグコントロールが利いていれば許可する．

Q3. いつまで杖が必要ですか？

手術後に跛行が残存する場合は杖は必要であるが，筋力がついてバランスよく歩行できれば必ずしも必要ではない．杖をつくことで患肢にかかる負担

を軽減できるため，長期的な視点に立って人工股関節の摩耗を極力抑えようと思えば，肥満の患者や長距離歩行の際などは杖を使用するのが望ましい．また杖をもっていれば，周囲の人たちに注意喚起をすることができるため，混雑した場所や公共機関の利用時などは杖を使用することで事故（人と衝突して転倒など）予防にもなる．折りたたみ式の杖もあるので，旅行や長距離歩行の際は念のため鞄に入れておくのは安心の点でもよい．

　THA後の転倒発生率は，わが国の高齢者（平均74歳）のそれよりも高く，術後の下肢筋力低下や跛行の残存などが原因として疑われている[6]．転倒は脱臼だけでなく，骨折・インプラントの破損などにもつながる可能性があるので，転倒のリスクについては十分に説明しておく．

Q4．どれくらいの距離を歩いてもよいですか？
　特に制限はないが無理をしないのが基本であり，退院後は近所の散歩などから開始し徐々に歩行距離を延ばしていくようにする．万歩計を活用するのも自分の歩行距離と股関節の調子を捉えやすくてよいだろう．長距離歩行後に疼痛や発赤・熱感が出現すれば，それを患部から発信されているSOS信号と捉えて，症状が消失するまでは十分に休息をとるようにする．

　退院後，創および創周囲の炎症を生じて来院される症例がある．過度の運動など股関節周囲筋に過負荷をかけたことが筋肉の炎症を誘発する．術後3カ月は，細菌の侵入を防御する役割も担う関節包が形成されていないため，人工股関節と周囲の筋が密着している状態にあるので筋肉の炎症が感染を増悪させることもある．したがって退院後早期には股関節周囲筋に炎症が生じるほどの股関節の酷使は避けたほうがよい．

Q5．他の施設で人工股関節の手術を受けた知人は，術後「どんな動作をしてもいい」と言われたと言うが，施設によってなぜ違うのですか？
　当クリニックはTHA手術の中でも最も頻度の高い（約80％）「後方侵入アプローチによるTHA」を行うが，術式が前方侵入アプローチによるTHA・人工骨頭置換術などの場合とは，指導内容は多少変わってくる．後方侵入アプローチの場合はTHA後，動作にある程度の制約がつくのが一般的である．

　THA術後は可動域が大きく改善してどんな動作でも可能になる患者が大半であるが，個人差も大きいことも踏まえ「やろうと思えばできる」ことと「実際にしてもいい」ことの違いを，脱臼・摩耗予防という二つの視点で長期的に根気よく指導していくことが望ましい．

Q6. マッサージや電気治療を受けてもいいですか？

電気治療は特に問題ない．マッサージについては，整形外科や整骨院など「人工股関節の手術をした」と伝えて理解してもらえる施設でのマッサージ・指圧・オイルマッサージなど動きのない（寝ているだけでよい）ものであれば問題ない．アクロバティックなタイ古式マッサージや，言葉の通じにくい国で施術内容もよくわからないマッサージなどは避けたほうが無難である．また急激な動きを強要される可能性のあるカイロプラクティック（整体）も不適当である．

Q7. 術後 MRI 検査（脳や頸・腰など）を撮影してもいいですか？

人工股関節の材料に一部弱磁性のもの（コバルトクロムなど）も含まれている場合があり，術後早期（自骨と人工股関節がまだ癒合していない時期）は，強い MRI の磁場によって回旋力などがかかることで，初期固定に悪影響を及ぼす可能性は否定できない．

したがって，MRI 検査の可否や時期については主治医に直接確認する必要がある．当クリニックでは基本的に「6 カ月を過ぎれば安全に検査を受けることができる」と説明している．

〈引用文献〉

1) 池田美千子，他：THA 手術に及ぼす肥満の影響．Hip Joint **37**：16-18，2011
2) 肺血栓塞栓症/深部静脈血栓症（静脈血栓塞栓症）予防ガイドライン作成委員会：肺血栓塞栓症/深部静脈血栓症（静脈血栓塞栓症）予防ガイドライン．メディカルフロントインターナショナルリミテッド，2004
3) 増原建志，他：合併症予防のポイント．整形外科看護 **7**：825-836，2002
4) 日本整形外科学会診療ガイドライン委員会/骨・関節術後感染予防ガイドライン策定委員会：骨・関節術後感染予防のための疫学 骨・関節術後感染予防ガイドライン．南江堂，2006
5) 炭山嘉伸，他（編）：感染症・合併症ゼロをめざす創閉鎖エビデンスと経験に基づく手術創，救急創傷の閉鎖・開放から創処置まで．羊土社，2010
6) 生友尚志，他：人工股関節全置換術後患者における転倒の発生率と発生状況．Hip Joint **39**：183-186，2013

〈参考文献〉

松野丈夫，他：THA の合併症対策 introduction．関節外科 **31**：123-124，2012
徳山綾子，他：THA 術後の創傷用ドレッシング材の検討．Hip Joint **38**：23-25，2012
中川法一，他：人工股関節置換術が股関節位置覚に及ぼす影響―術後脱臼は完全に予防できない？．整形外科看護 **9**：455-460，2004
佐藤政枝，他：人工股関節全置換術を受けた患者の環境移行に関する研究．日看研究 **28**：41-50，2005
増原クリニック：日常生活の手引き（退院指導パンフレット）．
増原建作：股関節～僕に任せて！ 股関節についてもっと詳しく知りたいと願う方々へ．三輪書店，2014

第VIII章

人工股関節全置換術前後の看護
―在宅の環境調整におけるアセスメントの視点

Ⅷ 人工股関節全置換術前後の看護
―在宅の環境調整におけるアセスメントの視点

1 住環境からのケアの視点

　わが国の健常者を対象とした，日常生活における姿勢の調査では，全体のおよそ6割が股関節の「過屈曲」と「内転」「内旋」を伴うものとして確認されている（図1)[1]．これらの姿勢は，後方進入アプローチによる人工股関節全置換術（THA：total hip arthroplasty）後の禁忌肢位に該当するものであり，人工股関節の脱臼やインピンジメント（衝突）を誘発することが知られている．これには，靴を脱いで床・畳の上に直接座る，あるいは直接物を置くといった欧米諸国とは明らかに異なる日本の住文化様式が深く関わっている．つまり，床座を多用する日本では，股関節の可動域を広範囲に使って生活する傾向があり，この特徴がTHA後には不都合になるのである．

　しかし，無意識のうちに行ってしまうことの多い日常生活動作を，意図的に修正することは簡単ではない．しかも，痛みや麻痺，拘縮などによって動かないのではなく，治療によって十分に動かせるようになった関節を，安全

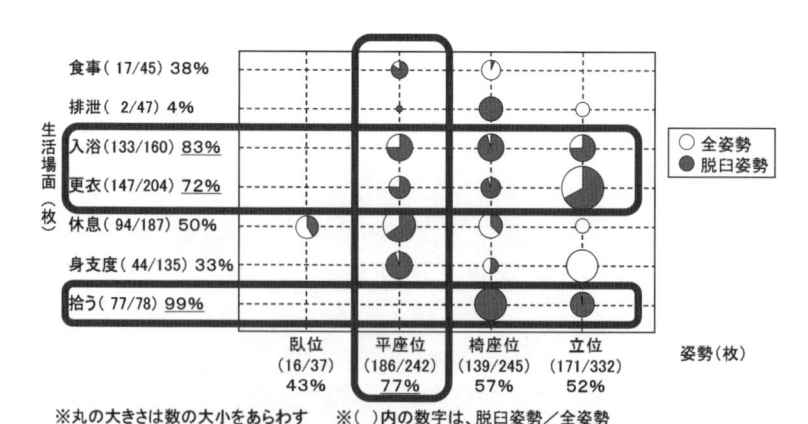

図1　生活場面に占める脱臼姿勢（禁忌肢位）の割合
（佐藤政枝，他：日本の住生活環境からみた人工股関節全置換術後の脱臼姿勢の特徴．人間工学　**38**：280-287，p284，図4，2002より引用，一部改変）

のために途中までにとどめておくというのはかなりの難題である．そこで大事になるのが，①安全な動作方法そのものの習得，②安全な動作を自然に導くことのできる周囲の環境調整，そしてこれらに加えて，③本人の認識の変容である．

　周囲の環境に対する意味づけや価値づけは，環境側から発信されるメッセージ（手がかり）を人が受け取った結果の反応であるともいえる[2]．例えば，人がドアを「引く」のか，あるいは「押す」のかという選択は，設置されたドアノブの形状や位置，向きや角度などによって誘導されるところが大きい．つまり，THAを受けた患者が安全な姿勢や動作を思わずとってしまうような仕掛けを，環境の中にどれだけ作り出すことができるのかが重要なポイントになる．

　そして，この仕掛けは万人に共通ではない．生物学者であるUexküll[3]は，同じ環境下であっても生物の種類によって認識される情報が異なるのは，そのものの行為に与える環境側からのメッセージが，それぞれの主体間において同一ではないからだと述べている．これは，人にも同様にいえることであり，周囲の環境に対する意味づけにはその人の経験が影響していて，その人らしさが表現される．そして，それらは新たな経験によって修正が可能である．これがまさに，患者一人ひとりに対する教育や指導の個別性に通じる部分になるといえる．

　第Ⅶ章では，主に入院中の周手術期における看護の重要な視点を紹介した．本章では，生活の場である自宅の環境調整について，患者の個別性を考慮したアプローチのあり方を考えてみたい．

２　入院（手術）が決まったら

　わが国ではいまだ一般的ではない，入院前の患者・家族への介入とその評価が，THA後の合併症のリスクを予測し，優先度の高いケアを予防的に提供する助けになることは，これまでの研究成果からも明らかになっている[4]．しかしながら，自宅の環境調整のアセスメントについては，手術後の退院指導の段階で初めて取り上げられることも多く，準備をする当事者の立場から考えれば，その時期が適切であるとはいいにくい．特に，自宅の環境調整のための住宅改修や道具の購入には，その選択に多くの時間と労力そして経費を要する．したがって，入院までの限られた時間を有効に使って，ある程度まで事前に準備が整えられることが理想的である．そのためには，これらのサポートは入院前から開始されるべきであり，手術が決まった時点ですぐに

必要な情報が与えられ，早い段階から退院後の生活について関心を向けられるよう支援することが重要になる．

入院を待つ在宅の時期に専門職が効果的に関わり，例えば，これまで慣れ親しんできた生活の場にそのまま戻ると仮定して，THA後の身体にどのような不都合が生じるのか，あるいは生じないのか，といったことを丁寧に査定できることが大切になってくる．そして，不都合が生じると予測された点については，どのような解決策が可能なのか，個々の事例に合った具体的な方策を当事者と共に話し合い，患者とその家族が納得して意思決定できるよう，医療チーム全体でサポートできることが望ましい．また，これは入院前だけでなく，退院後のフォローとしても同様である．

3 入院前のアセスメント

まずは，入院前の現在の状態について必ず把握しておく必要がある．特に自宅や職場の環境は，THA後に再び戻る場所でもあり，術前のアセスメントなしに術後の対策を考えることは難しい．本人がどのような生活環境の中で，どのような生活習慣を送っているのか，より具体的なアセスメントが重要になる．例えば，自宅の物理的環境と動作との関係に加えて，本人のセルフケアやセルフマネジメントの能力，性格や嗜好，仕事や趣味，家族のサポート体制といった点を総合的にみていく必要がある．

特に自宅の環境については，THA後に不都合な点があるか否かを的確にアセスメントし，必要な修正を事前に行う必要がある．アセスメントの際には，より多くの人が客観的に評価できる方法を工夫できるとよい．例えば，日常的な生活場面とそこで展開される動作をセットにして，VTR映像や写真などによって可視化することができれば，患者・家族と医療チームによる個別性を考慮したケアのために有効な資料となる．

THAをひかえた対象者の自宅への入院前訪問調査では，家屋内の物理的環境と，そこで展開される動作を必ずセットで確認させてもらっている．普段どおりの方法で実際に再現してもらい，環境と動作を場面としてセットでビデオ撮影する．例えば，トイレでは，ズボンと下着を下ろし，便座に座り，立ち，下着を持ち上げるといった一連の動作としての排泄行為を，風呂場では浴槽を跨ぎ越し，座り，両足を伸ばし，また立ち上がるといった一連の動作としての入浴行為を，脱衣所では外出着を脱ぎパジャマに着替えるという一連の動作としての更衣をといったように，一つひとつの場面ごとに環境と動作の関係性を捉えていくことが肝要である．

そしてこのアセスメントの視点は，術前のみならずTHA後の評価の際にも重要になってくる．ここで，筆者のフィールドでの経験を紹介したい．調査時に撮影した画像は，研究倫理的な観点からも，必ず本人・家族にすべてを確認していただき，許可を得てから分析に使用している．確認の際に，自分の姿をVTRでみて「私，こんなふうに動作してるんですか」「こんなに股関節が深く曲がってると思ってなかった」「意識せずに意外と危ない姿勢をとってるのね」などと驚く人は少なくない．THA後には関節包や股関節深部の複数の筋肉の切除などにより，関節位置覚が変化する可能性が指摘されており[5]，他者評価のみならず自己で評価する際にも，客観性が担保された手段をもっていることが重要である．そして，日常的な行為であればあるほど，その動作は無意識的に繰り返されている可能性が高く，客観的に再確認できる作業は，本人や家族にとって非常に有効である．

毎日を過ごす生活環境の調整と生活動作は連動しており，それぞれの教育が重要になる．再置換術の関連因子としては，性別や年齢，BMIや疾患などのさまざまな要因が報告されている．筆者らが，再置換のリスクを後ろ向きに分析した結果では，脱臼の経験があることに加え，生活環境や生活様式に関連する要因として，推奨されない和式トイレの使用や，道具・補助具の事前準備がないことがそれぞれ確認されている[6]．ここで興味深いのは，大がかりな住宅改修ではなく，道具や補助具の準備だけでも，有効な環境調整として成り立つ可能性があるという点である．

4 住宅改修と道具の準備

THA後に向けた自宅の環境調整として，住宅改修と道具の準備について紹介する．ここで重要なことは，THA後に必要な調整であったとしても，本人が納得していなければ意味がないということである．また本人はよいと思っても，同居する家族が不都合では困るし，がまんしなければならないようなものでは長続きしない．本人のみならず，家族も上手に巻き込んで，全体の希望を調整しながら，最終的によりよい選択ができることが望ましい．特に大がかりな住宅改修や道具の購入については，加齢や家族構成の変化などの長期的な展望やコスト面を含め，個々の事例に応じた柔軟な対応ができるよう選択肢の幅を広げておきたいものである．

65歳以上の対象者の場合には，介護保険での住宅改修が可能である．2014（平成26）年4月時点での支給限度基準額は総額20万円であり，自己負担はそのうちの1割（2万円）である．介護保険での給付対象となる住宅改修およ

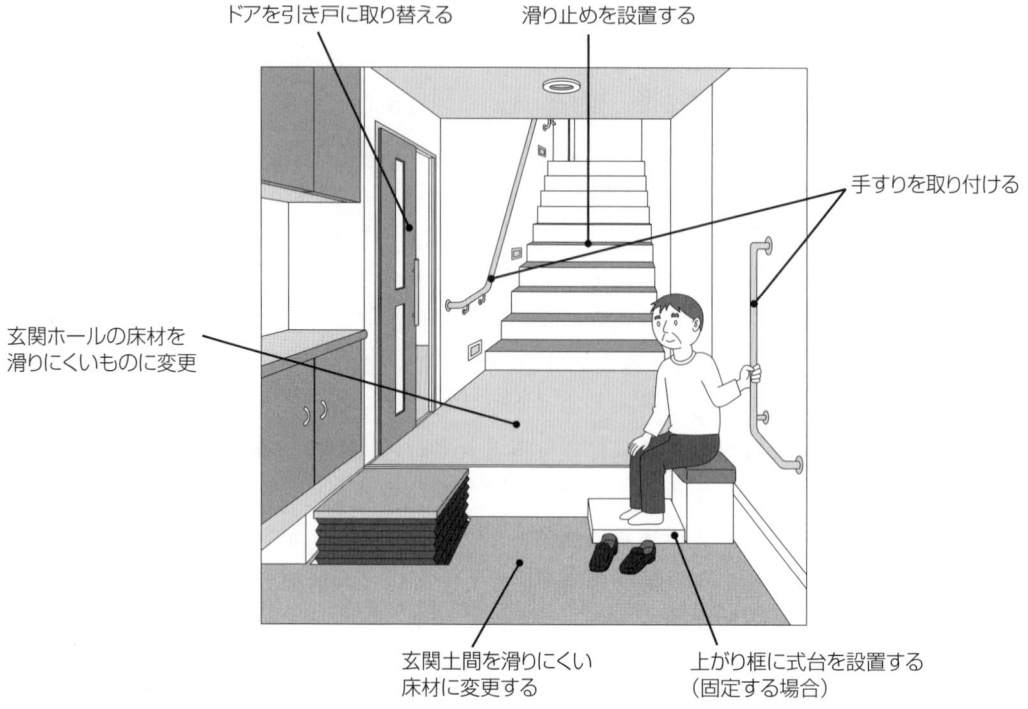

図 2a 介護保険での給付対象となる住宅改修（玄関・階段・廊下）

び福祉用具購入の例を図2a〜図2cに示す．また，介護保険での給付対象となる住宅改修の種類は以下のとおりである．

①手すりの取り付け
②段差の解消
③滑り防止，移動の円滑化などのための床・通路の材料の変更
④開き戸から引き戸への扉の取り替え
⑤和式便器から洋式便器への便器の取り替え
⑥上記の改修に伴い必要となる工事

また，40歳以上65歳未満では，「両側の膝関節又は股関節に著しい変形を伴う変形性関節症」と認定されれば，介護保険が適用となる．その他，65歳未満でも自治体や身体障害者手帳の制度により，助成を受けられる場合がある．いずれの場合も，助成対象や助成額は市町村により異なるので，詳細については該当する自治体での確認が必要である．なお，身体障害者手帳に関しては，2014（平成26）年4月より，認定基準が一部変更された．これまでTHAを受けて申請すれば，一律に認定（片側：4級，両側：3級）されていたが，現在は関節の可動域に応じて，4級，5級，7級，あるいは非該当に分類されている．

4 住宅改修と道具の準備

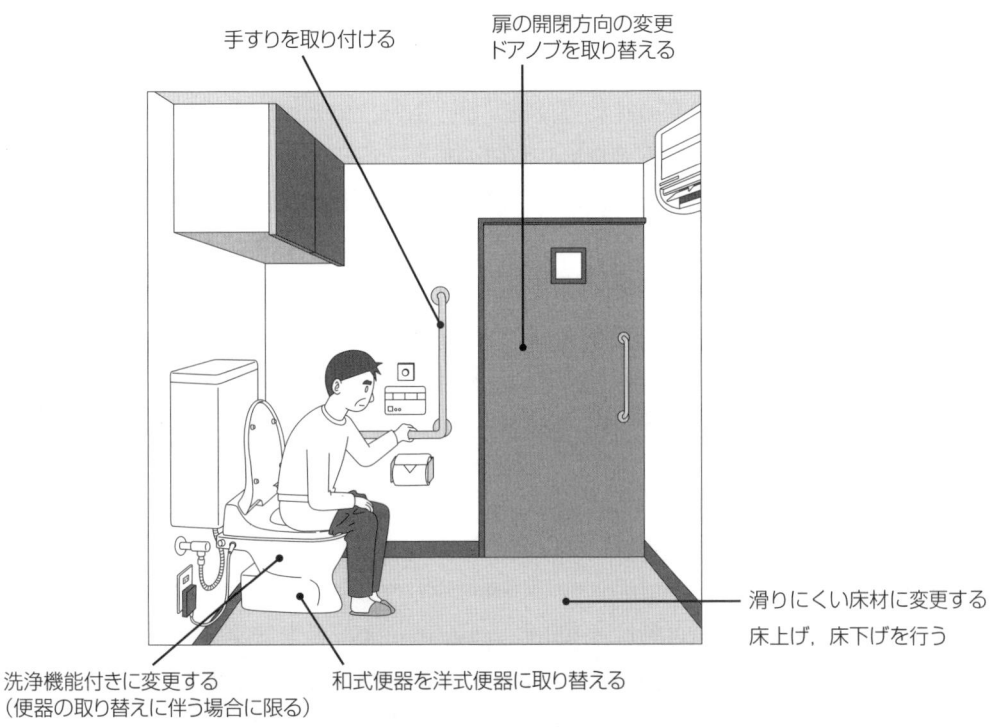

図 2b　介護保険での給付対象となる住宅改修（トイレ）

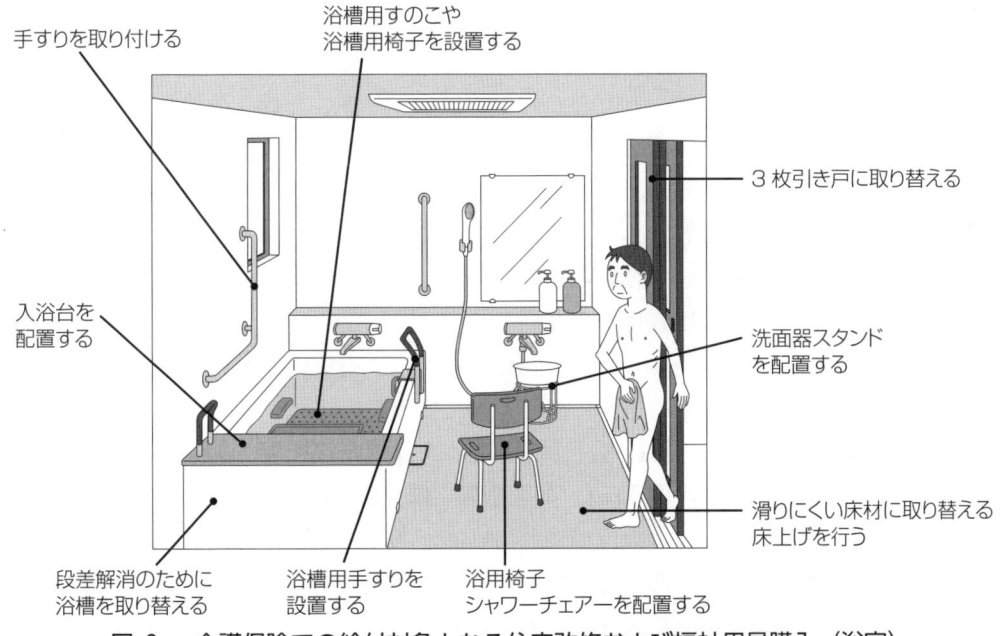

- 手すりを取り付ける
- 扉の開閉方向の変更，ドアノブを取り替える
- 滑りにくい床材に変更する　床上げ，床下げを行う
- 洗浄機能付きに変更する（便器の取り替えに伴う場合に限る）
- 和式便器を洋式便器に取り替える

図 2c　介護保険での給付対象となる住宅改修および福祉用具購入（浴室）

- 手すりを取り付ける
- 浴槽用すのこや浴槽用椅子を設置する
- 3 枚引き戸に取り替える
- 入浴台を配置する
- 洗面器スタンドを配置する
- 滑りにくい床材に取り替える　床上げを行う
- 段差解消のために浴槽を取り替える
- 浴槽用手すりを設置する
- 浴用椅子　シャワーチェアーを配置する

住宅改修の中でも，手すりの取り付けなどは，工事なしでも比較的安価で簡単に行えるものもある．図3には福祉用具購入費での対応が可能な道具をはじめ，公費補助の対象ではないが，あれば実用的で安全な動作にも役に立つ道具を挙げている．特に長時間の家事を行う対象者には，台所で上手に道具を活用することを勧めたい．最近では，福祉用具にも，機能性だけでなくデザイン性や耐久性にすぐれたものが数多くなってきた．また，福祉用具以外でも，十分に機能的で代用できるものも増えており，色やデザインも豊富で選択の幅も広がっている．本人や家族の要望に近いものが簡単に見つかるよう，いくつかのカテゴリーに分類して，選択肢をわかりやすく情報提供できる工夫があるとよいだろう．

5 入院中の個別支援

股関節の関節可動域（ROM：range of motion）を安全域内で制御できることが，THA後の脱臼やインピンジメントの回避につながることはすでに述べた．そして，その動作のためには，①周囲の環境を整える，②道具を上手に使う，③本人の意識を変えるの三つが重要である．しかし，これらのすべてをいきなり調整することは難しく，術前から時間をかけて準備すべきことも強調してきた．

手術が終了した後には，まさに準備された道具や情報を使って，自宅での実際の生活をイメージしながらシミュレーションを行う段階となる．病棟では，特に目前の課題として入院期間中の術後合併症の予防が重視されるのは当然のことであるが，少し視線を前に向けて，自宅での生活に焦点を当てることが非常に重要である．特に，術前に危険であり修正が必要と査定された場所や動作については，リスクを最小限にとどめられるよう，選択的に教育・指導が行われなければならない．

ここではいくつかの事例を紹介しながら，術前のアセスメントと事前準備を踏まえた入院中の指導について考えてみたい．

（1）A氏，30代，男性，会社員．病名：大腿骨頭壊死症，住居：マンション（4階），術式：片側THA，同居家族：妹（図4）

A氏は，術前には股関節に強い疼痛があり，立位から臥位，臥位から立位への動作時にも股関節を深く曲げることがまったくできない状態であった．しかし，大腿骨頭壊死症によるTHAを予定しており，発症から手術までの罹病期間が短いこと，そして働き盛りの若年男性であることから，THA後のROMの改善が十分に期待でき，活動量も大幅に上がることが予測された．

■浴室

洗面器スタンド　　シャワーチェア

浴槽用椅子（バスステップ）　　浴槽用滑り止めマット

■台所　　　　　　■居間・和室

炊事用チェア　　　正座用椅子

■玄関・外出時

折りたたみ（伸縮）杖　　ロング靴べら

■その他

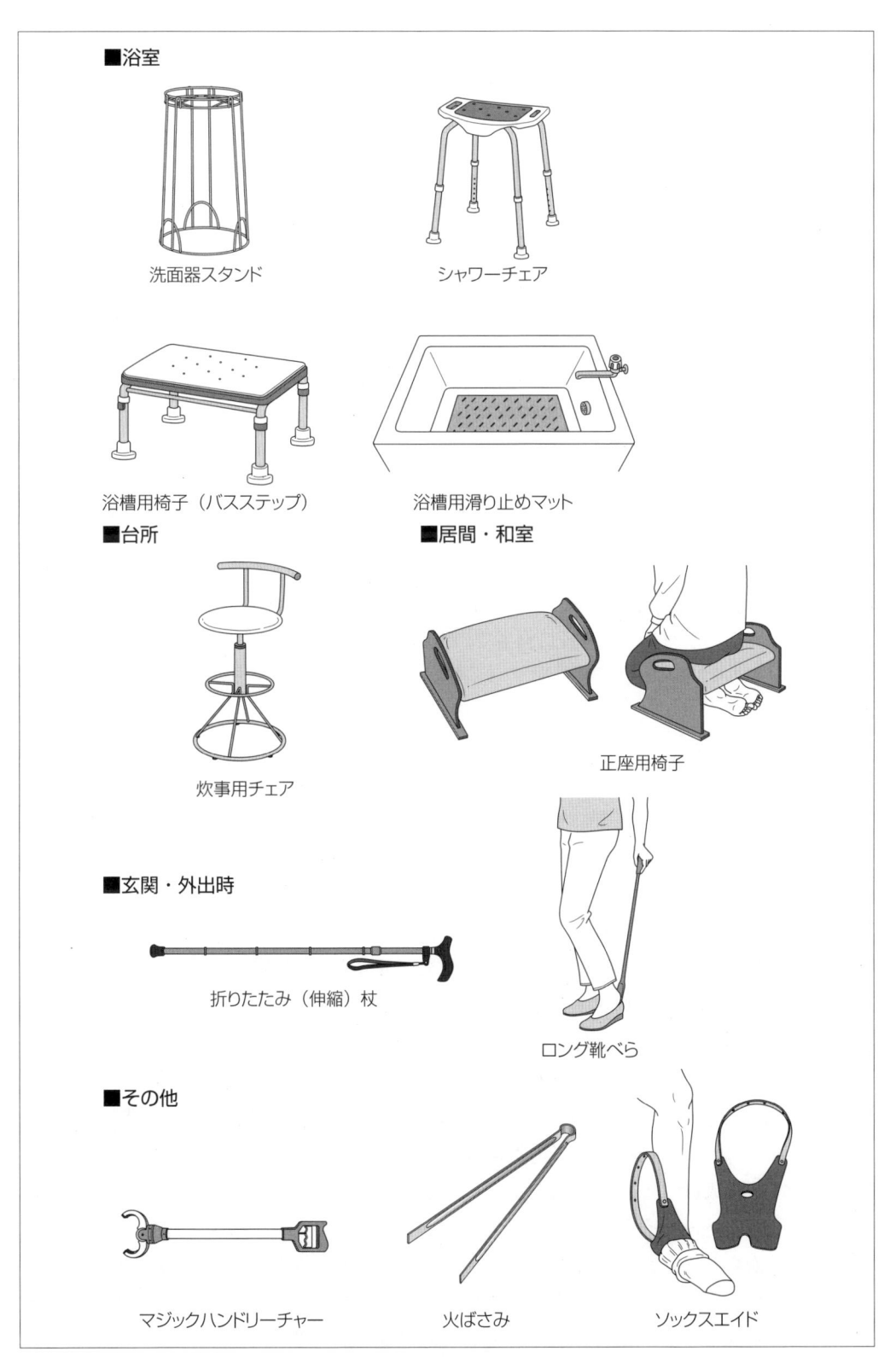

マジックハンドリーチャー　　火ばさみ　　ソックスエイド

図3　安全な動作を支える道具

就寝時には，和室で布団を使用している．ベッドなどの購入予定はない．

住居の間取り

布団で寝る動作
〈立位から臥位〉
疼痛があり，動作時の股関節の過屈曲はまったくみられない．

〈臥位から立位〉

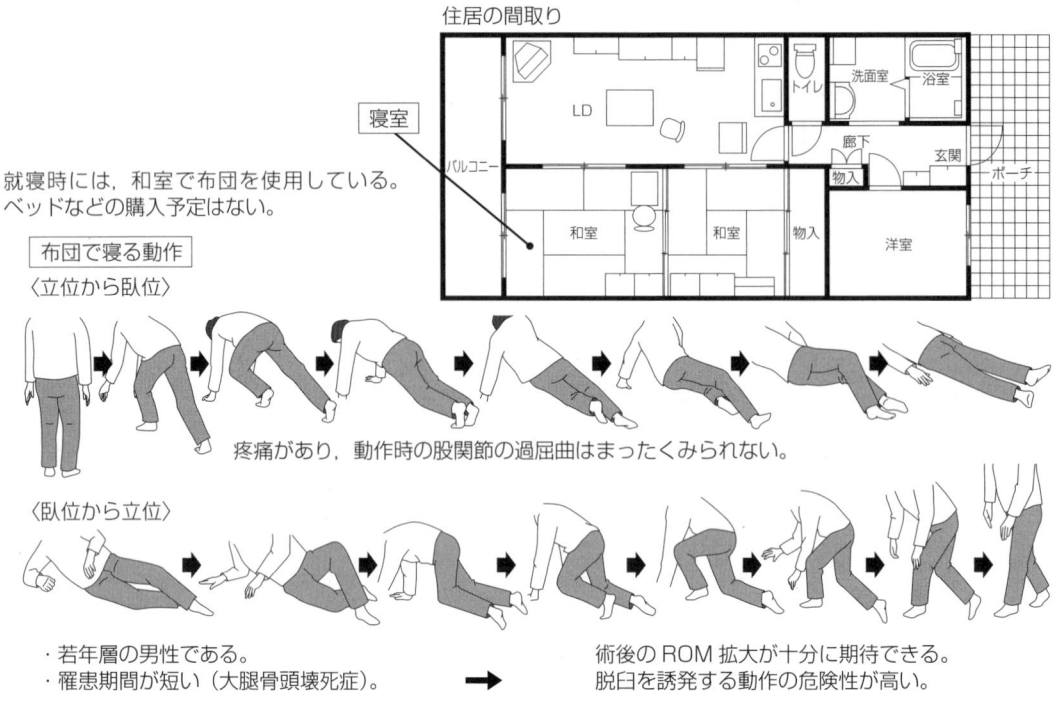

・若年層の男性である．
・罹患期間が短い（大腿骨頭壊死症）．
→ 術後のROM拡大が十分に期待できる．
脱臼を誘発する動作の危険性が高い．

図4　A氏の自宅での生活の様子（術前訪問）
（佐藤政枝：人工股関節全置換術後患者の環境移行をサポートする教育・支援システムの開発．筑波大学博士学位論文，平成22年3月25日より筆者が作成）

今後の長い人生を考え，人工股関節を大事に使って長持ちさせてほしいとの思いから，寝室にベッドを購入することを勧めた．しかし，将来的に引っ越しを考えており荷物を増やしたくない，狭い室内にベッドを置きたくないといった理由で，新規購入がかなわなかった．その結果，退院後も畳の上に布団を敷いて寝ることを想定して，立位から臥位へ移る際に股関節の過屈曲を伴わない動作方法を，リハビリにて集中的に訓練してもらった．生活の場では，医療者側の常識よりも，まずはそこに住む人々のニーズが優先される．環境が変えられなければ，効果的に動作と認識を変えるためのはたらきかけを工夫しなければならない．

（2）B氏，50代，男性，会社員．病名：変形性股関節症，住居：戸建て（2階），術式：片側THA（再置換術），同居家族：妻，子ども（図5）

B氏は，毎日の晩酌のたびに酔って座面の低いソファからズルズルと床に座り込み，うたた寝してしまうことが問題になっていることが，家族の証言からわかった．術後にも，そのリスクは高いと判断された結果，家族からの勧めもあり，座面が高くて硬いソファに買い換えが行われた．また，毎朝の日課として，仏壇の前で正座してお茶を供える習慣があり，家具を配置して

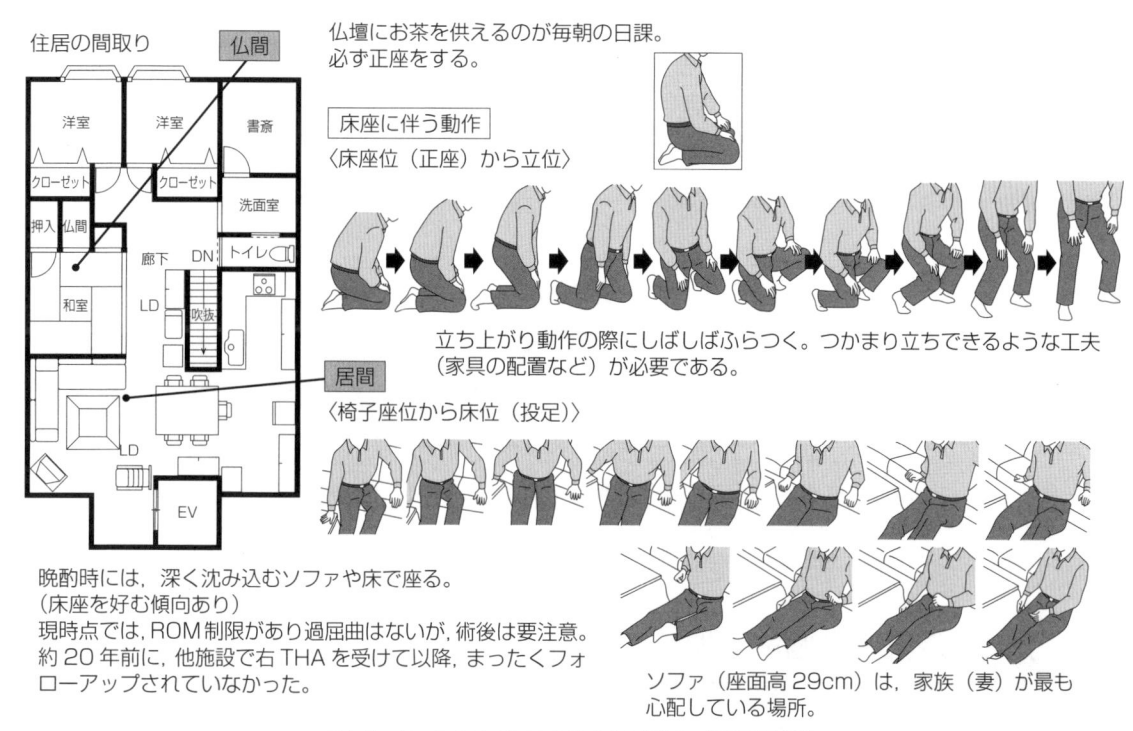

住居の間取り　仏間　仏壇にお茶を供えるのが毎朝の日課。
必ず正座をする。

床座に伴う動作
〈床座位（正座）から立位〉

立ち上がり動作の際にしばしばふらつく。つかまり立ちができるような工夫（家具の配置など）が必要である。

〈椅子座位から床位（投足）〉

居間

晩酌時には，深く沈み込むソファや床で座る。
（床座を好む傾向あり）
現時点では，ROM 制限があり過屈曲はないが，術後は要注意。
約 20 年前に，他施設で右 THA を受けて以降，まったくフォローアップされていなかった。

ソファ（座面高 29cm）は，家族（妻）が最も心配している場所。

図 5　B 氏の自宅での生活の様子（術前訪問）
（佐藤政枝：人工股関節全置換術後患者の環境移行をサポートする教育・支援システムの開発．筑波大学博士学位論文，平成 22 年 3 月 25 日より筆者が作成）

つかまり立ちができるよう考えてもらった．

　道具の活用のみならず，A 氏の事例にもみられたように，室内の家具を上手に使った動作の工夫も多く確認されている．次の C 氏の事例で紹介したい．

（3）C 氏，60 代，女性，専業主婦．病名：変形性股関節症，住居：戸建て（2 階），術式：両側 THA，同居家族：夫（図 6）

　動作時の道具の効果活用が，THA 後の脱臼を誘発する禁忌肢位や転倒のリスクを軽減させることは，先行研究でも報告されている．前傾姿勢の際に，片側 THA では健側を軸足にして手術側の下肢を後方へ逃がすことで，股関節の最大屈曲角度は 30°前後に抑えられることが確認されている[7]．しかし，両側 THA の場合には，左右どちらも軸足にすることができない．図 6 は，両側 THA を受けた患者の「床の上の物を拾う動作」について，三次元動作解析による股関節の屈曲角度の推移を示したものである．立位から座位，あるいは座位から立位への動作時に，椅子座面に両手を着いて支持面にすることで，股関節の屈曲角度は常に 90°を超えないようコントロールされている．また支持基底面が拡大されることで，動作の安定性が増すことが期待できる．

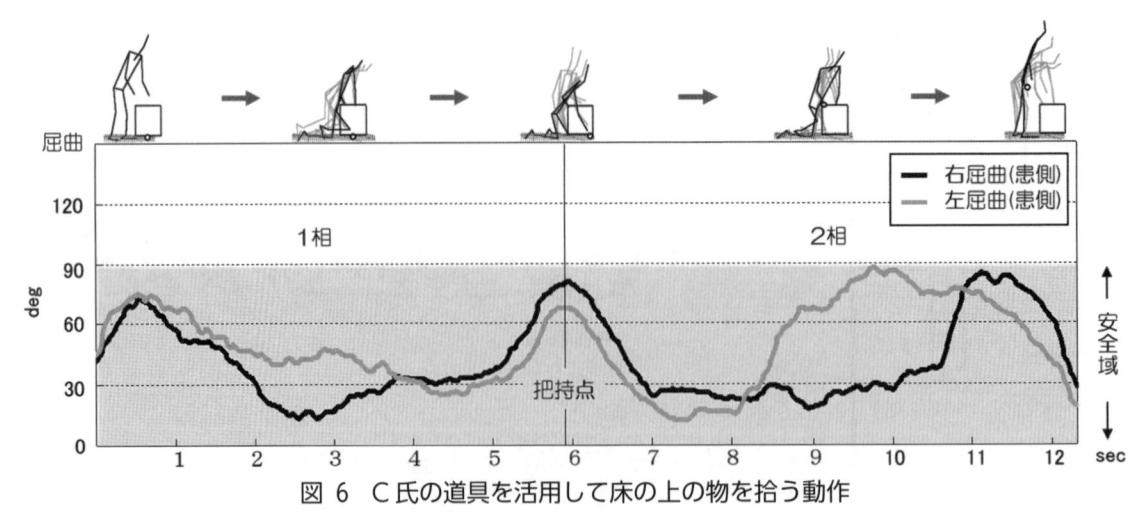

図 6 C氏の道具を活用して床の上の物を拾う動作
(佐藤政枝,他：人工股関節全置換術後患者の環境移行に関する研究―脱臼回避動作の特性. 日本看護科学会誌 **27** (2)：3-14, p9, 図5, 2007)

6 退院後の個別支援

　入院中に自宅の生活をシミュレーションしながら指導された内容が，実際に役立っているか否かは，退院後すぐにアセスメントされなければならない．ここでも，①周囲の環境を整える，②道具を上手に使う，③本人の意識を変えるの三要素を再び査定する．すべての人が，手術前の想定どおり新たな環境にうまく適応できているとはかぎらない．本人や家族の状況が，入院前とは異なっている場合もあり得る．個々の状況は時々刻々と変化するものであり，過不足がないか適宜アセスメントを行い，必要な箇所には変更を加えていく．準備された資源を最大限に有効活用できるよう，また新たな資源を獲得して活用できるよう，一つひとつ丁寧に確認することが重要である．また，動作の指導を重視すべき人，環境調整を重視すべき人，両方からのアプローチが必要な人と，個々の患者に合わせたさまざまな指導が展開されるべきである．

　さらに，生活環境はもちろんのこと，そこで展開される姿勢や動作，家族構成，仕事の内容，生活に関する情報を収集し，患者や家族と共に考え，個々の事情に合った手段や方法で，新たな生活の準備を整える手助けをするのがわれわれの役割でもある．入院前からすでに退院指導は始まっており，それらを入院中，退院後へと継続させる介入が，本当の意味での退院指導であるといっても過言ではない．

　術前のアセスメントから退院後の支援まで，継続して関わることでみえてきた居住環境を整えるための大小さまざまな工夫について，いくつかの事例

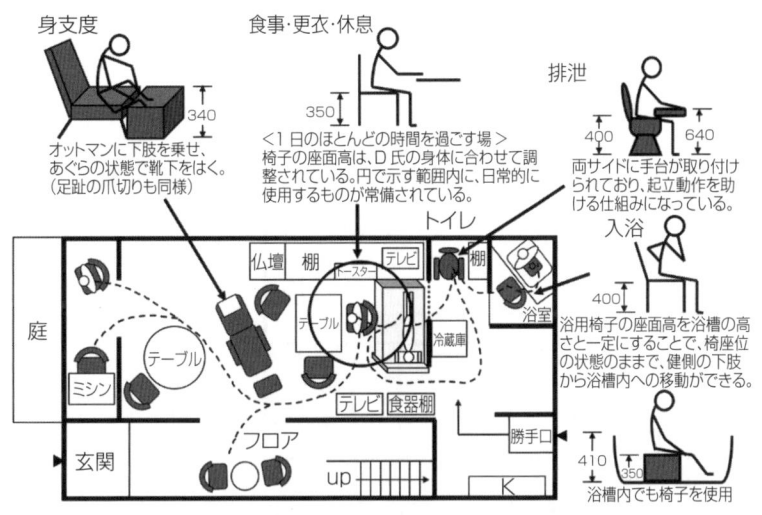

図7 D氏の椅子を点在させた環境調整
(佐藤政枝,他:人工股関節全置換術を受けた患者の環境移行に関する研究.日本看護研究学会雑誌 28 (2):41-50, p46, 図3, 2005 より引用,一部改変)

を紹介する.

(1) D氏,70代,女性.病名:変形性股関節症,術式:片側THA,住居:マンション(1階,2階に息子夫婦,内階段でつながっている),同居家族:なし(図7)

　D氏の事例では,二世帯住宅として2階に住む息子が工務店を経営していることもあり,入院中の大がかりな住宅改修が行われた.敷居や段差をなくしたワンフロアに近い室内では,どこででも「安全に椅子座ができる」環境を作り出していた.室内に点在する椅子9脚に加え,ベッド,浴室内の椅子,トイレの座面を合わせると合計13カ所で椅子座が可能である.また,椅子や家具はD氏が室内を移動する際の手すりに代わるものとして,動線を安全につなぐ役割を果たしていた.これだけ徹底された環境調整は,入院中のD氏の脱臼体験に基づいていた.「二度と脱臼しない」というD氏の強い思いが,「床座させない」「しゃがみ込ませない」環境を作り上げた典型的な調整例であるといえるだろう.

(2) E氏,50代,女性,夫が寺院を経営.病名:変形性股関節症,住居:戸建て(1階:寺院,2階:居住区),術式:片側THA,同居家族:夫(図8)

　E氏の手術を契機に建て替えが行われた住居は,1階が寺院,2階が居住区となっていた.2階では常に椅子座ができるような生活様式が整えられていた.椅子座面高の調整に対する徹底ぶりは一貫しており,居間,食堂,浴室

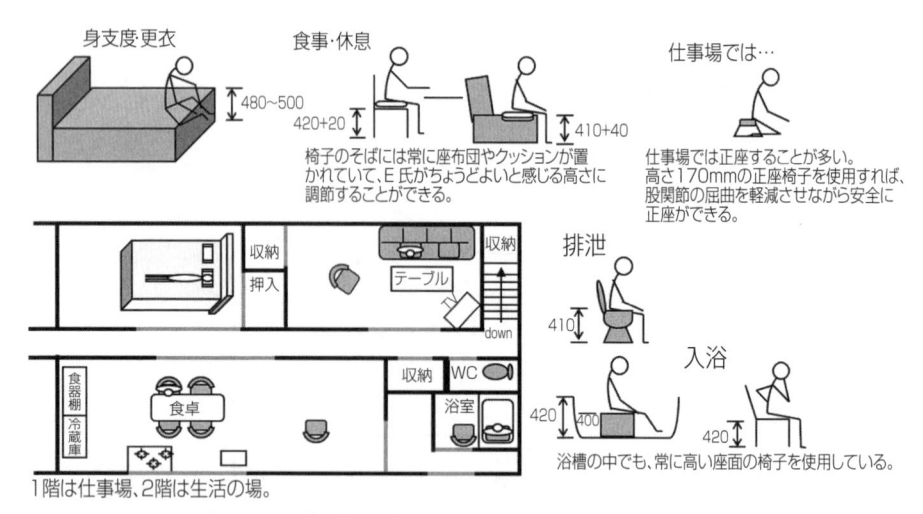

図8 E氏の椅子座面高の調整と道具を使った動作
(佐藤政枝, 他:人工股関節全置換術を受けた患者の環境移行に関する研究. 日本看護研究学会雑誌 **28**(2):41-50, p47, 図4, 2005より引用, 一部改変)

にあるそれぞれ規格の異なる椅子は，座布団やクッションを利用して座面高が43cmになるように統一されていた．これらはすべてE氏が座ってみて「ちょうどよい」と身体感覚で捉えた高さであった．一方，1階の寺院では，洋式トイレ以外は，完全に和式の生活様式にせざるを得ない状況であった．特に，法事などで来客（檀家）を迎える際には，畳の上での長時間の正座を余儀なくされるため，正座椅子を活用して上手に座る工夫がみられた．

D氏と同様に，E氏も自宅の環境調整としてはほぼ完璧であった．しかし，すべての人が，このような理想的な環境下で生活できるとはかぎらない．むしろ，限られた選択肢の中での工夫を求められることのほうが一般的であろう．環境調整に重点を置くべき人，動作の指導に重点を置くべき人，その両方からのアプローチが必要な人，組み合わせや重みづけは一人ひとり多種多様である．また，本人や家族の状況も時々刻々と変化するので，定期的にアセスメントと評価を行い，必要に応じて変更を加えていくことが求められる．

(3) F氏，60代，女性，専業主婦．病名：変形性股関節症，術式：片側THA（再置換術），住居：戸建（1階），同居家族：妹（図9）

F氏は20年ほど前に他院で初回THAを受けたが，再手術が決まるまで居住環境や生活習慣を気遣うことなく生活を続けてきていた．自宅は築30年の一戸建てで，室内のあらゆる場所に和式文化の要素がみられた．なかでも浴室は，THA後の生活に不都合の多いつくりになっており，退院後の生活に向けての対策が必要であった．

「大がかりな住宅改修は65歳になってから」というF氏の希望もあり，公

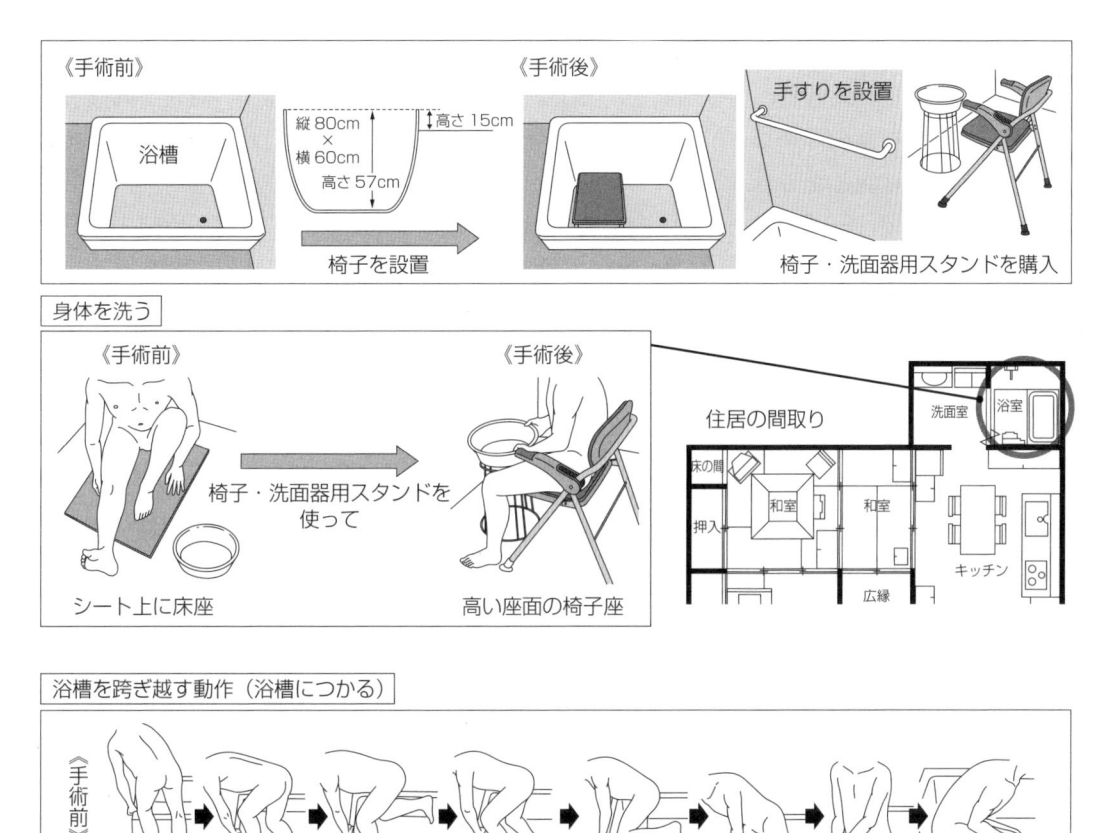

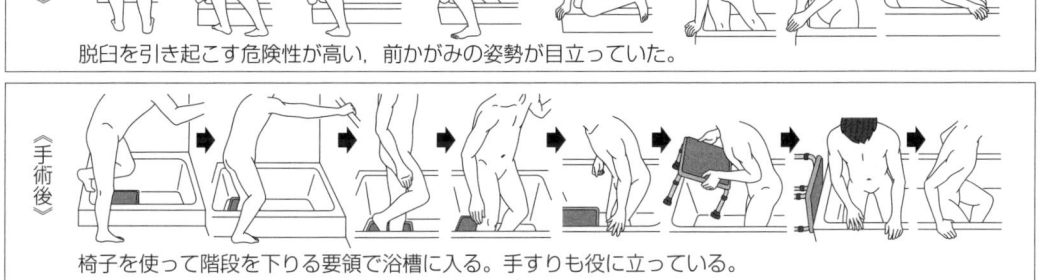

図 9 F氏の退院後の生活

(佐藤政枝：人工股関節全置換術後患者の環境移行をサポートする教育・支援システムの開発．筑波大学博士学位論文，平成 22 年 3 月 25 日，p71，図 5-4 より引用，一部改変)

的補助の範囲内で，浴室内の手すり，浴用椅子，洗面器用スタンド，浴槽用椅子を準備していただいた．その結果，手術前にはいつ脱臼しても不思議ではない危険な状態であったが，THA 後は座面の高いシャワーチェアを使用して，無理な姿勢や動作もなく，安全に入浴できるようになった．また，浴槽に入る動作では前傾姿勢による股関節の過屈曲がみられていたが，入院中に浴槽用椅子（バスステップ）と手すりを使って階段を下りる要領で浴槽に入る移動動作を練習し，退院後には見事に自分の動作として獲得できていた．

この事例のように，大規模な住宅改修が行えない場合でも，社会資源を活用して最低限の福祉用具をそろえたうえで，実際の生活場面の特性を踏まえた指導を行うことにより，本人や家族の状況・ニーズに沿った環境調整が実現可能となる．

（4）G氏，70代，女性，自営業．病名：変形性股関節症，術式：片側THA，住居：マンション（4階），同居家族：娘（図10）

G氏の自宅は比較的新しいマンションで，トイレ，浴室，廊下などに手すりが設置されたバリアフリー住宅であった．そのため，浴室用の椅子やベッドなどの道具の購入により，さらに過ごしやすい環境の調整を希望された．

就寝時に寝返りをすることが多いというG氏は，睡眠中に禁忌肢位をとってしまうことを気にされており，入院中に使用していた外転枕を参考にして，自分の身体に合った足枕を準備してもらった．脱臼予防の対策を実践することができるようになった．

以上，いくつかの事例を紹介しながら，住宅改修と道具の活用，動作の工夫のあり方について考えてみた．誤解のないように補足するが，これらの事例はほんの一例である．また，すべての人に住宅改修や物品の購入を勧めるわけではない．個々の対象者によって，またその時々の状況によって，アプローチの方法や内容も変化することになる．明らかにいえることは，股関節を最優先して，家族が犠牲になるような環境調整は現実的ではない．本人を含め同居する家族全員の都合や利便性が考慮されるのが日々の生活の場である．

また，家族の生活が継続されるプロセスには，股関節のみならず，構成員の加齢や疾患による変化も加わる．したがって，患者・家族にできるだけ負担が少なく，長期的な展望をもって無理なく継続可能な方法や手段を一緒に探すとともに，変化が生じたときには即座に対応できる柔軟な支援体制を作ることが理想である．

7 チームで実践する新たな継続ケアシステムの構築に向けて

1990年代に米国で急速に進められた情報化は，わが国にも波及し，2001年には「5年以内に世界最先端のIT国家となる（e-Japan戦略）」ことを目指して，内閣府に「高度情報通信ネットワーク社会推進戦略本部（IT戦略本部）」が設置された．その後，2006年には「IT新改革戦略」が策定され，2010年以降，世界を先導するIT国家となるべく，「いつでも，どこでも，誰でもITの恩恵を実感できる社会」の実現に向けた整備が着々と進められている．さらに，2012年12月に発足した第2次安倍内閣では，経済政策「アベノミクス」

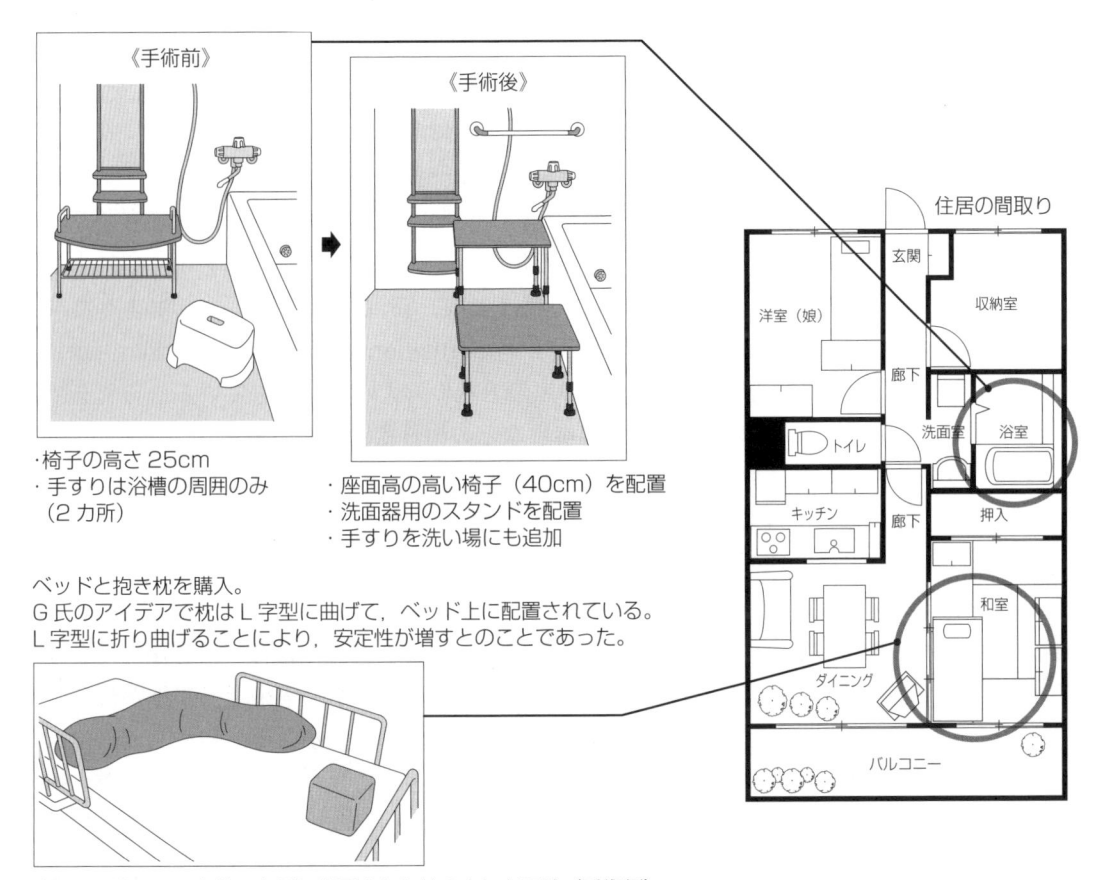

《手術前》
・椅子の高さ25cm
・手すりは浴槽の周囲のみ（2カ所）

《手術後》
・座面高の高い椅子（40cm）を配置
・洗面器用のスタンドを配置
・手すりを洗い場にも追加

住居の間取り

ベッドと抱き枕を購入．
G氏のアイデアで枕はL字型に曲げて，ベッド上に配置されている．
L字型に折り曲げることにより，安定性が増すとのことであった．

寝返りの際には，身体の右側に配置された枕の上に左下肢（手術側）を乗せると，内転・内旋が予防できる．これで，睡眠中の寝返りにも気遣うことなく，安心して眠れるようになった．

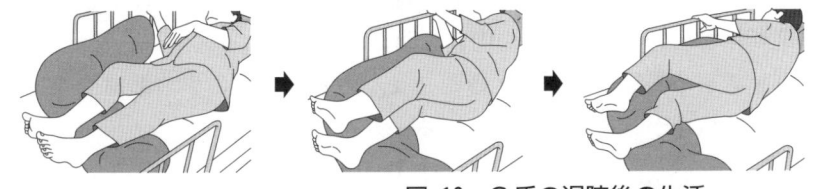

図10 G氏の退院後の生活
（佐藤政枝：人工股関節全置換術後患者の環境移行をサポートする教育・支援システムの開発．筑波大学博士学位論文，平成22年3月25日，p73，図5-5，図5-6より引用，一部改変）

の3本の矢の一つとなる成長戦略の重点分野に「健康・医療」を挙げ，医療のIT化が重視された．

近年，医療においては，ITインフラの強化，情報の電子化・標準化が進められ，2010年の「新たな情報通信技術戦略」では「どこでもMY病院」構想が公表された[9]．「どこでもMY病院」とは，今まで特定の医療機関の中でのみ利用されていた医療情報を，地域における複数の医療機関や国レベルでセ

キュアに連携・流通させ，医療サービスの受け手である個人（患者）に提供して，医療・健康記録として保有・管理・活用するというコンセプトをもつ．患者が日本全国どこへ移動しても，必要に応じて自身のカルテ情報に安全にアクセスできる仕組みづくりを目指している．

在院日数の短縮化は，疾病や加齢で長期的な観察が必要な患者にも及び，療養の場が病院から在宅へと急速に移行・拡大している．このような外来患者に対する新しい継続看護の方略として，高度情報化によって生まれたコミュニケーション手段であるICT（Information and Communications Technology）を活用した次世代型の遠隔看護の導入が期待されている．これまでにもすでに，糖尿病や呼吸器疾患などの慢性疾患患者に対して，またTHA前後の患者にも遠隔看護の試験的導入が行われ，その有効性が確認されている．患者が外来受診しなくとも自宅や職場に居ながらにして専門職とつながり，自己管理や継続的支援を可能にする遠隔看護システムは，THA後患者に対する有効な看護介入の手段となりうる．

これまでは，入院中の周手術期のケアと退院直前の教育・指導が主になりがちであったTHAを受ける患者への看護であるが，本来は，手術が決定した入院前から始められ，退院後にも継続される必要がある．紹介した事例はすべて研究的に訪問調査を行ったデータをもとにしている．これらの取り組みは，より実践に近い試みでもあり，入院前から始める退院指導と退院後のフォローアップまでの一連のサポート体制を，実際の支援に反映させることができるのが理想である．入院前に行われる日常生活に関するアセスメントからは，患者個々に異なる問題点を早期に予測し，患者個々の状態に応じてそのときに重点化すべき教育・支援の内容を明確にすることができる．また，優先度の高いケアをその都度選択できることは，患者と家族の事前準備や適応を助けることにつながるものと考えている．

〈文献〉

1) 佐藤政枝, 他：日本の住生活環境からみた人工股関節全置換術後の脱臼姿勢の特徴. 人間工学 **38**：280-287, 2002
2) Gibson JJ（著），古崎 敬, 他（訳）：生態学的視覚論―ヒトの知覚世界を探る. サイエンス社, 1986
3) Uexküll JV, et al（著）：日高敏隆, 他（訳）：生物から見た世界 新装版. 新思索社, 1995
4) 佐藤政枝：人工股関節全置換術後患者の環境移行をサポートする教育・支援システムの開発. 筑波大学博士学位論文, 平成22年3月25日, 2010
5) Nakagawa N, et al：Deterioration of position sense at the hip joint following total hip arthroplasty；a prospective time course study. *Bull Health Sci Kobe* **19**：87-94, 2004
6) Satoh M, et al：Risk factors for revision total hip arthroplasty；emphasis on the characteristics of Japanese lifestyle. *Arch Orthop Trauma Surg* **129**：1707-1713, 2009
7) 佐藤政枝, 他：人工股関節全置換術後患者の環境移行に関する研究―脱臼回避動作の特性. 日

本看護科学会誌 **27**（2）：3-14, 2007
8) 佐藤政枝, 他：人工股関節全置換術を受けた患者の環境移行に関する研究. 日本看護研究学会雑誌 **28**（2）：41-50, 2005
9) 松山幸弘：医療ITの論点. 健康・医療ワーキンググループ資料（2013）, 内閣府HP
http://www8.cao.go.jp/kisei-kaikaku/kaigi/meeting/2013/wg/kenko/130509/item2-3_1.pdf
10) 佐藤政枝：ICT（information and communications technology）を活用した健康支援プログラムの開発—人工股関節全置換術を受ける患者の環境移行に着目して. 看護研究 **43**：533-545, 2010

第 IX 章

人工股関節全置換術前後のリハビリテーション

IX 人工股関節全置換術前後のリハビリテーション

1 THA術後患者に対するリハビリテーションの意義

　変形性股関節症診療ガイドライン[1]によると，人工股関節全置換術（THA：total hip arthroplasty）術後患者に対するリハビリテーション（以下，リハビリ）は歩行能力，筋力，関節可動域（ROM：range of motion）および精神状態の向上に有効であるとされている．また，これまでに実施されたシステマティックレビューおよびメタアナリシス研究[2,3]により，術前や術後のリハビリ介入が患者の在院日数や身体機能および活動を改善することが報告されており，THA術後の機能回復やQOLの向上には積極的にリハビリを実施することが必要かつ重要であり，改めて述べるまでもない事実となっている．

　しかし残念ながら，リハビリの効果というよりも近年の医療情勢の影響を受け，THA術後の在院日数は短縮されており，リハビリを実施する機会が減ることで，セラピストは機能回復よりも動作の実用性を優先せざるを得なくなっている．動作の実用性の獲得により，早期退院を目指すことに意義を見出すようになってしまっては，かえってTHAに対するリハビリの重要性を薄れさせてしまいかねない．

　THA術後患者は，健常者に比べ転倒しやすい[4]との報告や術後10年経過した患者も歩行能力が健常者に比べ劣るとの報告[5]もあることから，変形性股関節症を背景とするTHA術後のリハビリにおいては，短期的な能力改善による自宅退院がゴールではなく，あくまで股関節を中心とした身体機能やQOLの向上に主眼を置いておくことが大切であり，たとえ施設や環境により患者への関わり方が異なっても，術前からの経緯や予後を踏まえ，機能障害に目を向けてリハビリを実施してほしい．

2 THA術前後における問題の捉え方

　THA術後患者の歩行や日常生活動作（ADL：activities of daily living）に

図1　THA術前後の問題

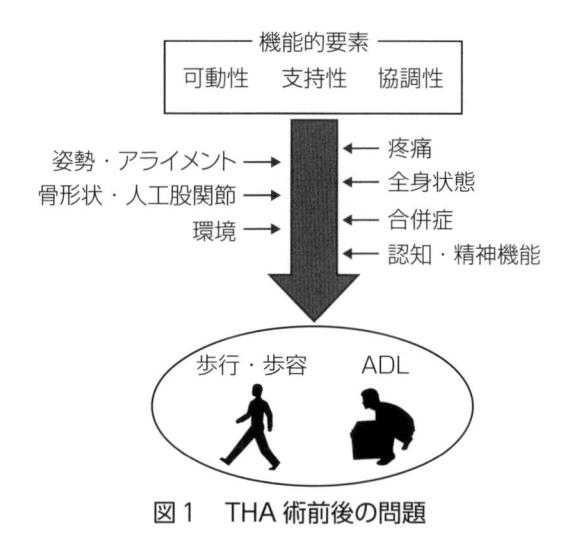

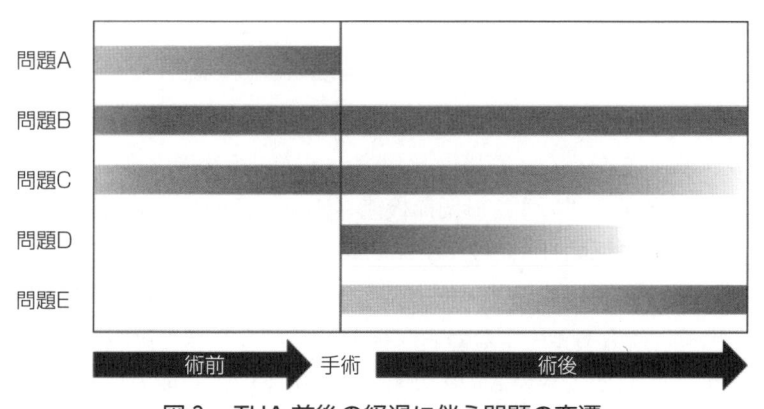

図2　THA前後の経過に伴う問題の変遷

影響する問題は，主に可動性，支持性（筋力），協調性という機能的要素に分けて捉えることができる．THA術後に限らず，リハビリを行うにあたり，どの要素に対する治療なのかを意識しておくことが大切である．そして，実際にはこれらの機能的要素に骨形状や人工股関節という構造的問題，姿勢・アライメント，疼痛，全身状態，合併症，認知・精神機能，環境などの問題が加わるため，これらの問題にも対処しながらリハビリを進めていく（図1）．

また，これらの問題がいつから生じているのか，今後どうなるのかという時間軸に沿った問題の捉え方も必要である．図2はTHA術前後の経過に伴う問題の変遷をあらわしている．問題Aは術前から生じている問題で手術によって解決する問題であり，変形による関節拘縮などが該当する．手術によりすべてが解決するわけではなく，Bのように術後もそのまま存在する問題もあり，合併症などが挙げられる．一方，Cは筋の短縮や筋力低下などの

ように，術後のリハビリで改善される問題である．Dは術後の疼痛や不安定さ，見かけの脚長差など術後に生じた問題ではあるが，これも時間経過やリハビリによって解決されてくる問題である．われわれはCやDといった問題にしっかりアプローチしなければならない．また，注意しなければならないのが，手術での変化により新たに加わったEの問題で，アライメント変化や代償運動による他部位への影響などが該当し，予後を推測しながら予防的な対応も必要となる．このように，問題を限局的に捉えず時間軸に照らし合わせて捉えることで，今すぐ解決しなければならないのか，経過観察でもよいのかなど，リハビリの優先順位が決まってくる．

3 術前リハビリテーション

1 術前リハビリテーションの効果

　THA術前のリハビリの効果については，術前の疼痛緩和や股関節機能の改善を認めたとの報告[6]がある．また，術後の疼痛や外転可動域，身体活動には効果を認めず，股関節機能（HHS：Harris hip score）や在院日数，入院中の活動開始日（階段やトイレ移動など）に効果がみられたとする報告[7]や，術前2週以内の膝伸展筋力は，術後12週における股関節機能に影響するとの報告[8]もある．すなわち，術前のリハビリは可動域や疼痛といった手術による変化が大きいものよりも，入院中のADL能力に効果をもたらすと考えられる．長期的な報告がないため退院後の活動性への影響は不明であるが，術前患者に対する医療者のかかわりが，周術期の患者の不安感や痛みを軽減する効果があったとの報告[9]もあることから，術前からのリハビリによる運動介入や説明によって，術後のリハビリをより行いやすくなることは容易に想像できる．手術が決まったらできるだけ早期から介入し，患者が安心して手術が受けられるよう心がけることが大切である．

2 術前評価

　術前評価では，医学的情報を得るとともに股関節を中心とした機能評価および認知・精神面の評価を行う．術前の股関節の可動性や筋力，歩行能力などは術後に影響するため，これまでの経緯を踏まえながら，各測定結果の関連性やX線所見なども合わせて総合的に評価を行い，それらが手術によって改善されるものかどうか，術後にどう変化するかを予測する．また，社会

表1 術前評価の項目と内容

評価項目	内容
□年齢・性別	筋力，活動性や全身持久力などの評価をするうえでの基準となる情報．高齢では術後機能の回復の遅延や転倒の危険性，認知面の問題に注意しておく．
□身長・体重・BMI	肥満は在院日数への影響[10]や手術や創部のトラブルの原因となるため，減量に向けた指導が必要となる．
□罹病歴	経過の違いにより機能障害の特徴も異なってくるため，病歴の聴取は非常に重要である．先天性股関節脱臼の既往や手術歴なども確認しておく．
□合併症	代償運動に伴う隣接部位の機能障害や疼痛がないか確認し，手術によって改善されるかを予測する．循環器疾患や糖尿病など，術前の検査にて明らかとなる合併症についてはカルテや医師からの情報収集にて十分に把握し，術後にリスク管理できるようにしておく．
□単純X線所見	変形の程度，対側股関節の状態，脚長差，骨盤の傾斜（前後，左右），骨萎縮の程度などを確認し機能評価と照らし合わせる．
□疼痛	疼痛部位や質・程度，日常生活にどの程度影響を及ぼしているかを確認する．関連痛かどうかを判別．運動時痛の有無を確認し術前リハビリや生活指導を行う．
□可動性	他動運動によるend feelだけでなく触診により筋の状態を直接確かめ，術後の可動性もある程度予測しておく．股関節だけでなく膝や体幹の可動性も確認し，動作パターンを把握．
□筋力	筋萎縮や疼痛による筋出力低下の確認．拘縮が強い場合は骨盤や反対側での代償がみられるため注意する．徒手筋力計を用いた客観的評価が可能．
□姿勢・アライメント	臥位，座位，立位とポジションを変えて確認する．脚長差を踏まえ hip-spine syndrome[11]や coxitis knee[12～14]といった隣接関節との関係性についても評価する．歩行時や立位荷重時に，これらのアライメントがどうなるかを評価する．
□脚長差	棘果長，臍果長を計測する．単純X線所見と照らし合わせてアライメントの評価を行う．手術により脚延長されるが，それまでの間に補高が必要か検討する．
□歩行・歩容	10 m 歩行や歩行率の測定，ビデオ撮影により跛行パターンとその程度を分析する．Timed Up and Go テストや6分間歩行テストなども歩行能力の評価として用いられる．
□ADL	靴下着脱や爪切りなど足部リーチをどのように行っているか，介助量がどの程度かを確認する．移動能力および移動手段についても確かめる．
□社会的情報	環境面や普段の活動性について把握しておく．自宅の構造，外出手段，仕事の種類など．術後にも同様の生活が可能か，環境整備が必要かを検討する．
□認知・精神状態	手術や身体機能，運動などについて説明した際の様子や理解の程度から術後の不穏行動や脱臼などの危険性を予測し，医師や看護師と話し合う．

表2 股関節に関連する評価ツール

- 日本整形外科学会股関節機能判定基準（JOA hip score）
  日本で最も普及している股関節機能評価基準である．疼痛（40点），可動域（20点），歩行能力（20点），日常生活動作（20点）の4項目から構成されている．
- 日本整形外科学会股関節疾患評価質問票（JHEQ：Japanese Orthopaedic Association Hip Disease Evaluation Questionnaire）
  日本で開発された患者立脚型評価法である．痛み（28点），動作（28点），メンタル（28点）の三つの質問構成因子で構成されている．
- Harris Hip Score
  国際的に最も普及している股関節評価基準である．疼痛（44点），跛行（11点），歩行支持（11点），歩行距離（11点），座位（5点），公共交通機関の利用（1点），階段昇降（4点），靴・靴下履き（4点），変形（4点），可動域（5点）という項目から構成されている．
- Oxford hip score
  痛みと日常生活動作に関連する12の質問項目から構成される疾患特異的なQOL尺度である．簡易であるが，変形性股関節症特有の身体的影響に限定されるため，QOLを多面的に評価するには包括的尺度との併用が必要とされる．
- Western Ontario and McMaster Universities Osteoarthritis Index（WOMAC）
  変形性股関節症の健康関連QOLにおける疾患特異的尺度として有用である．患者自身が，健康関連QOLを自己評価するのが特徴．
- SF-36
  健康関連QOLにおける包括的尺度として有用である．身体機能，日常役割機能（身体），体の痛み，全体的健康感，活力，社会生活機能，日常役割機能（精神），心の健康という八つの健康概念を測定するための複数の質問項目から成り立っている．
- Hip Disability and Osteoarthritis Outcome Score（HOOS）
  股関節疾患患者の主観的な健康関連QOLを測定するための尺度で，症状，硬さ，痛み，ADL，スポーツ，QOLという項目からなる．

的環境（活動や生活環境など）を確認し，術後の生活において現状の環境を変える必要があるか検討する（表1）．

表2に，患者へのフィードバックや術後の身体機能およびQOLの回復を客観的に評価するための評価ツールを紹介する．臨床研究にも用いられるため，治療効果を判断する際にも有用であると考える．

3 術前リハビリテーション

手術までの間に術後を想定し，可能な範囲での機能改善を促す．また，術後の禁忌肢位を説明するとともに，術前の機能評価に基づき退院時のADL能力を予測し，住環境や社会環境などの整備を進める．

末期変形性股関節症患者では関節拘縮による可動域制限が著明なため，筋の伸張が十分に得られない場合が多い．疼痛が強い場合はまずポジショニングを指導し，強くなければ代償の出ない範囲での自動運動にてリラクセーションを促す（図3）．筋硬結部に対してはダイレクトストレッチングを実施

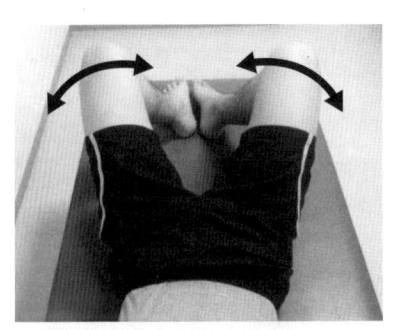

図3 開排・内転運動によるリラクセーション

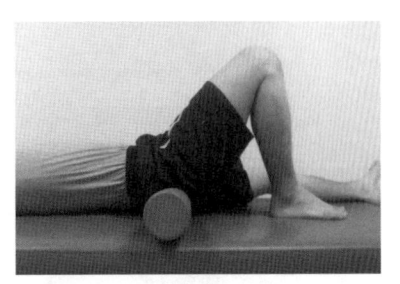

図4 セルフダイレクトストレッチング
凸部を筋腹に押し当てる

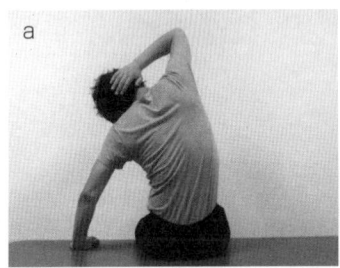

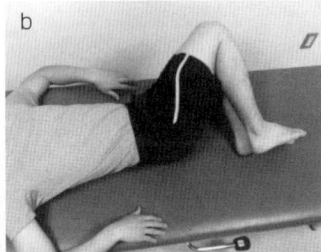

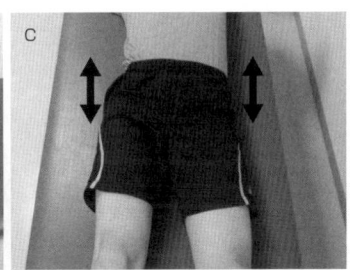

図5 体幹周囲のストレッチング
a：腰背部のストレッチング　b：腹側部のストレッチング　c：骨盤挙上・下制運動による体幹の可動性促通

する．そして，ボールなどを用いて殿筋群に対し圧迫刺激を加えるマッサージ方法など，患者自身が自宅でできるように指導する（図4）．また，体幹の柔軟性が低下している患者がほとんどであり[15]，腰背部および腹側部に対しストレッチングを実施する（図5）．

患側下肢の筋力低下に対してトレーニングを行う際は，疼痛や代償運動を誘発しないよう注意する（図6）．運動時痛の少ない場合には，術後にも行うゴムバンドによる抵抗運動などを実施して筋収縮を促し，まずは神経系の適応を高めておくようにする．疼痛や代償が強くなる場合には，関節運動のない等尺性の運動を選択する．

術前ともなると，長期間にわたり跛行を繰り返すことにより，代償的な動作パターンが学習され，隣接関節を含むアライメント異常をきたしていることも多い．そのため，まず現在どのような姿勢になっているのかを説明し，鏡や補高板を用いるなどして，正しいアライメントを患者自身に認識させる．また，重心移動に対する姿勢制御反応の低下もみられる[16]ため，座位や立位での姿勢制御を促通する（図7）．移動の際には杖などの使用により，跛行を最小限にとどめておくよう指導する．

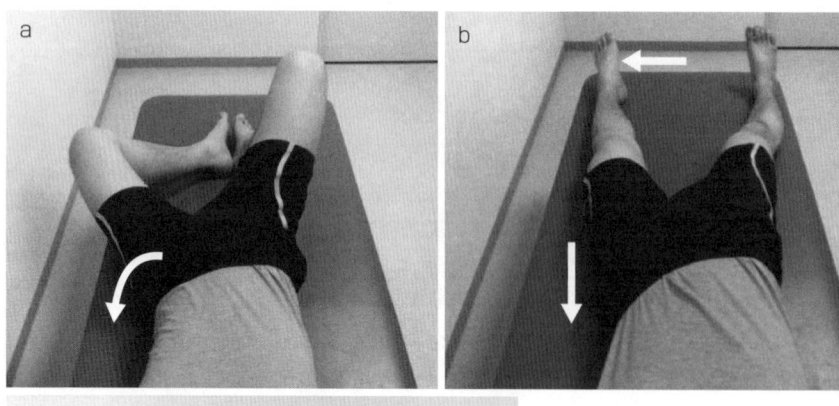

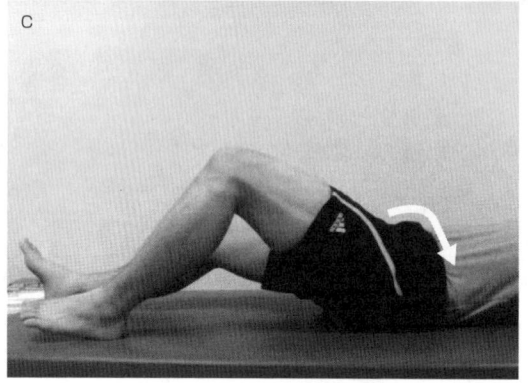

図6 運動時によくみられる代償運動
a：開排運動時の骨盤回旋
b：外転運動時の骨盤挙上
c：屈曲運動時の骨盤後傾

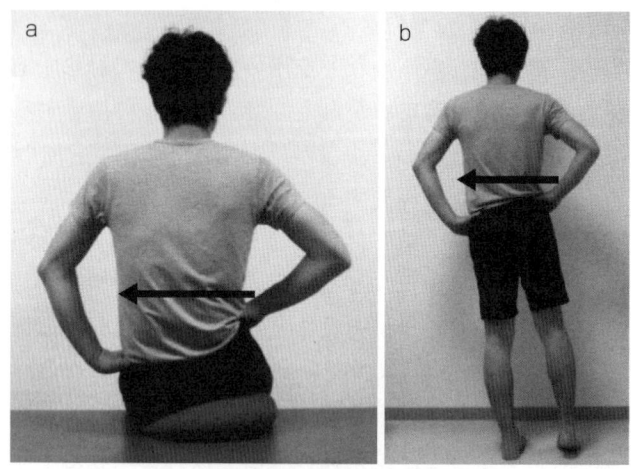

図7 姿勢制御反応の促通
a：座位　b：立位

　術前の生活については，入院による活動性低下が予想されるため疼痛に注意しながら活動量を維持するよう指導し，ADL能力が落ちないようにしておく．ホームエクササイズや疼痛のない範囲での歩行などにより，運動習慣

項目			現在のご自宅の状況	今後の予定
玄関			上がり框（　　　　）cm	
			手すり　あり　・　なし	
階段	屋外		段数（　　　）段　段の高さ（　　　　）cm	
			手すり　上るときに（　右　・　左　）・　なし	
	屋内		段数（　　　）段　段の高さ（　　　　）cm	
			手すり　上るときに（　右　・　左　）・　なし	
トイレ			洋式　・　和式	
			便座の高さ（　　　　）cm	
			手すり　あり　・　なし	
食卓・居間	椅子		使用する　・　使用しない	
			座面の高さ（　　　　）cm	
	ソファ		使用する　・　使用しない	
			座面の高さ（　　　　）cm	
	床・和室		座る　・　座らない	
寝室			ベッド　・　布団	
			ベッドの高さ（　　　　）cm	
浴室			手すり　あり　・　なし	
	椅子		使用する　・　使用しない	
			座面の高さ（　　　　）cm	
	浴槽		幅（　）（　）cm　長さ（　　）cm　高さ（　）cm　深さ（　）cm	浴室見取り図（浴室内の配置をご記載ください）

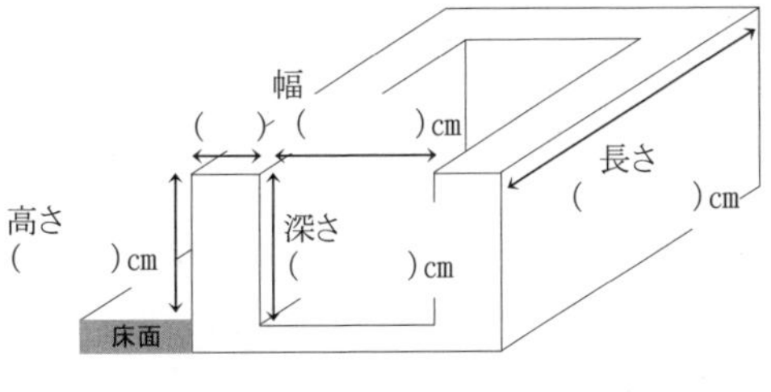

図8　当クリニックで使用している住環境チェックシート

を身につけるとともに，必要に応じ減量にも取り組んでもらうようにする．また，家屋環境や社会的環境（職業や活動内容など）を確認し（図8），術後を想定して動作方法の指導や環境改善（ベッドやシャワーチェアの購入，段

151

差のある部分への手すりの設置など）を実施しておくと，入院生活から自宅生活へ移行しやすい．

4 THA術後のリハビリテーション— 問題別アプローチ

1 人工股関節の設置状況の把握

　人工股関節はソケット，ライナー，ヘッド，ステムという各部が合わさってできており，その素材や形状は脱臼や摩耗が生じないよう改良が重ねられている．また，手術技術もよくなっており，早期荷重さらには早期退院が可能となっている．しかしながら，術後脱臼の危険性がなくなったわけではなく，同じように手術を行っても姿勢や可動性，筋力，動作習慣などは一人ひとり異なるため，同様の運動が可能とはかぎらない．そのため，医師に許可されているからといってやみくもに股関節を動かすのではなく，使用された人工股関節の特徴や設置の状況（位置，角度，固定性など）を把握しておくことが重要である．

　脱臼の原因の一つとしてライナーとステム頸部の衝突が挙げられる．設置角度の違いだけでも危険となる肢位は異なるため，両者の基本的な関係性は押さえておきたい．例えばソケットの前方開角が大きい場合，股関節屈曲・内転・内旋の動きでも衝突しにくくなり，後方脱臼を生じる可能性が低くなるが，伸展・内転・外旋による前方脱臼を生じる可能性は高まる．反対にソケットの前方開角が小さい場合は，前面で衝突しやすくなり後方脱臼の危険性は高まる（図9）．寛骨臼蓋に対し，ソケットが適正に設置されていても，骨盤の傾斜により前方開角は変化するため注意が必要である．端座位で前方

a　　前面では衝突しにくい　　後面で衝突しやすい　　　　b　　前面で衝突しやすい　　後面では衝突しにくい

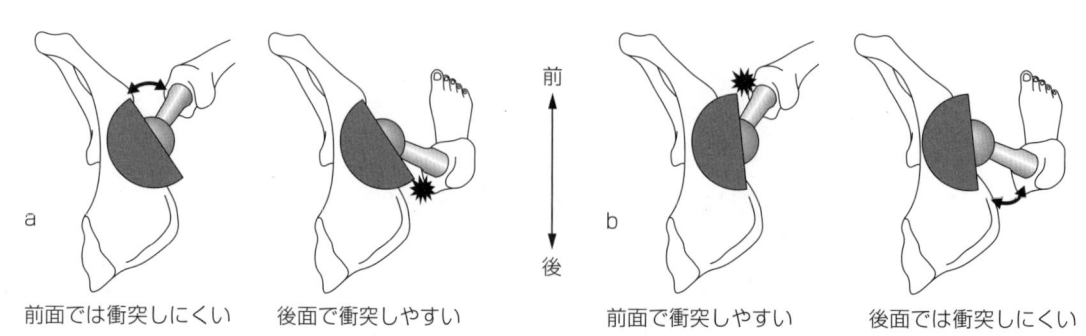

図9　ソケットの前方開角の違いによるステムとの関係（股関節を上からみた場合）
　　a．ソケットの前方開角が大きい場合　b．ソケットの前方開角が小さい場合

4 THA術後のリハビリテーション―問題別アプローチ

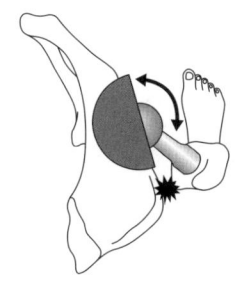

股関節内旋では衝突しにくいが
外旋では後面で衝突しやすい

図10 ステムの前捻角が大きい場合

へのリーチを行う場合などに，骨盤が前傾位を呈す場合は前方開角が小さくなり，前面での衝突が起き後方脱臼しやすくなる．特に腰椎変性によって腰椎可動域が低下している場合は，体幹よりも股関節を中心に前屈するため後方脱臼を起こす危険性が高い[17]．反対に高齢者などで，立位をとると骨盤が後傾する場合には前方開角が大きくなるため，立位で上体を起こそうとするだけで前方脱臼を生じてしまう危険性がある．このような危険性を回避するには，動作の際に骨盤傾斜がどう変化しているかを正しく評価することが大切となる．

また，大腿骨（ステム）側についても同様のことがいえる．大腿骨の前捻角が大きい場合は，内旋運動による前面での衝突は少なくなる一方で，外旋運動による後面での衝突は起こりやすくなるという特徴がある（図10）．一見，股関節が内旋しているようにみえても，ソケットとの関係では適正である場合もあるため，これらの特徴を理解しておくとADL指導の際の一助になると考えられる．

ソケットやステムの設置については，たとえ初期設置が良好であっても，加齢・合併症による姿勢変化や荷重刺激の加わり方によって変化する可能性があるため，X線像にて変化がないか，確認するとともに長期的な姿勢の評価も必要であると思われる．

2 可動性に対するアプローチ

術前の関節可動域は術後にも影響する[18)19)]といわれるが，同時に早期からのリハビリ介入により可動域が改善された[20]という報告もある．術後早期から可動性を高めることで，リーチ動作の獲得や代償動作の改善につながるため，積極的なROMエクササイズが必要である．

THA術後は関節拘縮による制限はなくなるが，関節変形とともに生じる軟部組織の伸張性低下や手術での脚延長による筋の静止張力の増大により，

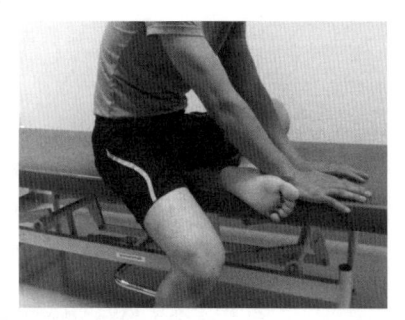

図11 あぐらでのセルフストレッチング

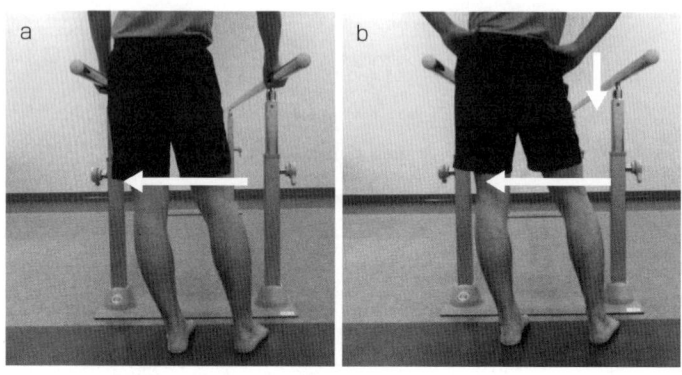

図12 立位での外転筋群のストレッチング
a：骨盤を水平移動させて外転筋群を伸張
b：荷重した状態で反対側の骨盤を下制し外転筋群を伸張（「休め」の姿勢）

股関節の可動性障害を呈している．術側股関節の他動運動を行う際には，骨盤傾斜を確認しながら禁忌肢位をとらないよう注意して，患者をできるかぎりリラックスさせた状態で実施し，制限因子となっている組織が何か，疼痛による防御性の収縮がないか，患者の訴えや end feel をよく確認する．筋の伸張の際には，目的となる筋が十分に伸張されるよう骨盤をしっかり固定しながら行う．

疼痛の軽減とともに，術肢の自重を利用した開排や伸展の持続伸張，座位での屈曲・外旋（あぐら；図11）にて大殿筋や中殿筋の伸張，荷重制限が特になければ荷重下での外転筋群の伸張（図12）や立位での腸腰筋のセルフストレッチング（図13）などを実施し，ADL や歩行に反映されるよう可動性を高めていく．特に歩行時の股関節伸展可動域制限は残存するといわれており[4)21)]，伸展の柔軟性は十分に獲得しておきたい．

また，体幹や膝関節，反対側股関節など隣接関節の可動性低下などがあれば，これらに対してもアプローチし（図5，図14），姿勢や歩行，動作パターンの改善につなげられるようにする．

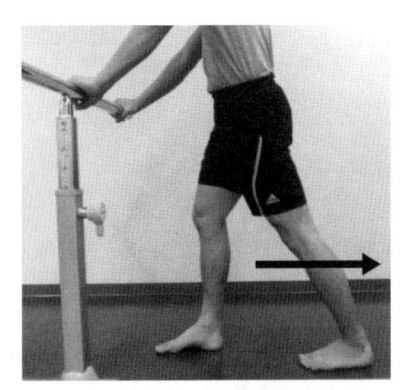

図13　立位にて屈筋群を伸張

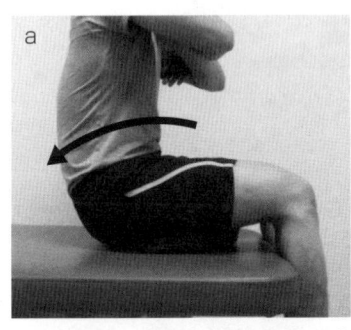

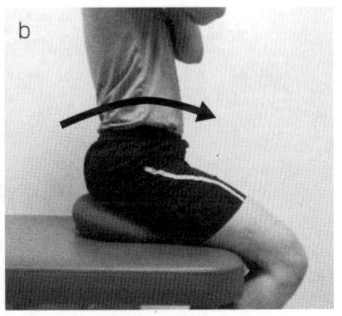

図14　骨盤前・後傾に伴う腰椎屈曲・伸展（エアスタビライザー使用）
a：骨盤後傾・腰椎屈曲　b：骨盤前傾・腰椎伸展

3　支持性に対するアプローチ

　変形性股関節症の進行に伴い，患側下肢は筋萎縮が生じ筋力低下をきたしている．筋力低下は歩行能力や活動性にも影響するため，早期からの運動介入により強化していく必要がある．THA術後の筋力の回復については，手術侵襲や安静の影響で一時的に低下するが徐々に改善し，術後1年では非術側との差がなくなる[22]といわれている．しかし，健常成人と比較すると筋力や筋持久力の低下が残存している[23]〜[27]と指摘されており，継続的なトレーニングが必要である．したがって，退院後のホームエクササイズの指導も非常に重要である[28]〜[30]．

　筋力強化の方法としては，まずは開放運動連鎖（OKC：open kinetic chain）トレーニングで股・膝関節周囲筋の収縮を促し，徐々に負荷を上げるとともに閉鎖運動連鎖（CKC：closed kinetic chain）トレーニングを加えていく．OKCトレーニングでは，疼痛や筋力に合わせて自動運動（図15）や，ゴムバ

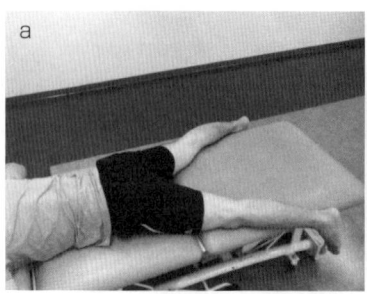

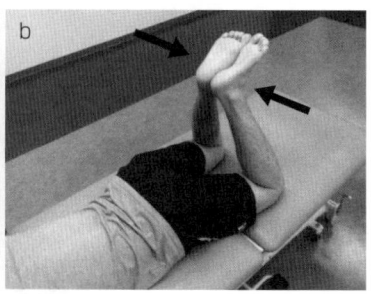

図15 自動運動
a：腹臥位での外転運動　b：腹臥位での外旋運動

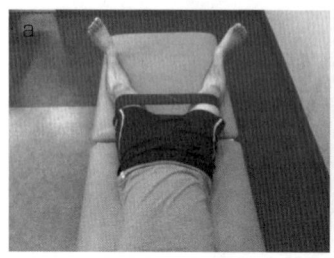

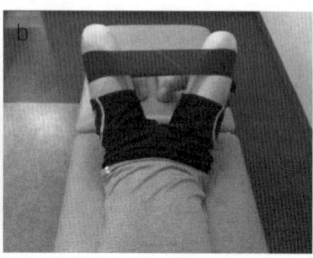

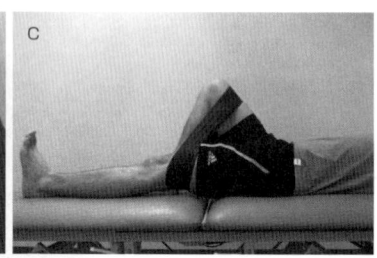

図16 ゴムバンドを使用した抵抗運動
a：外転運動　b：開排運動　c：伸展運動

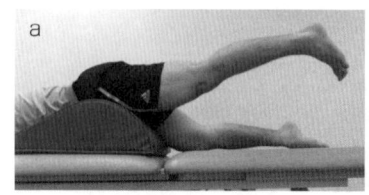

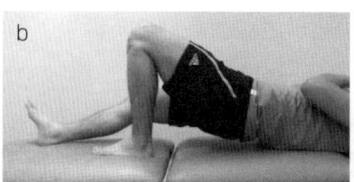

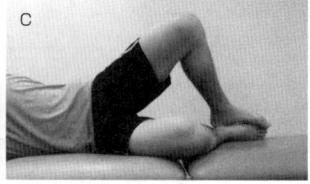

図17 自重負荷による運動
a：伸展運動　b：片脚ブリッジ　c：側臥位での開排運動（外旋筋群強化）

ンドを用いた抵抗運動（図16），自重負荷による運動（図17）を実施する．可動域制限が残存している場合や筋力低下が著明な場合では，骨盤の動きによる代償運動（図6）がみられるため，よく観察し修正・指導する．伸展下肢挙上（SLR：straight leg raising）や側臥位での外転運動（図18a）はトルクが大きく，特に開始時に関節にかかる負荷が高く疼痛も生じやすいため，最初に選択すべきではない．実施する際には膝を屈曲させる（図18b），または徒手的にアシストするなど負荷を下げた状態から行うようにする．CKCトレーニングについてはスクワット（図19a）[31]やランジ動作（踏み込み動作；図19b），踏み台昇降（図19c）などを行う．これらの運動は，体幹前傾位に

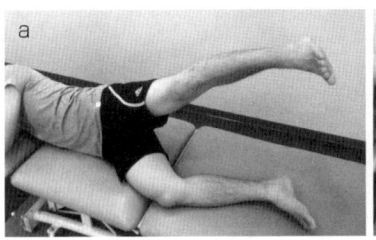

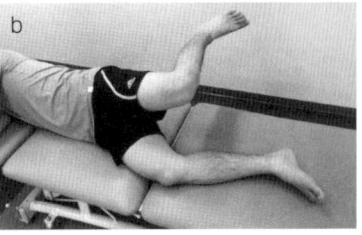

4 THA術後のリハビリテーション―問題別アプローチ

図18 側臥位での外転運動
a：膝伸展位　b：膝屈曲位

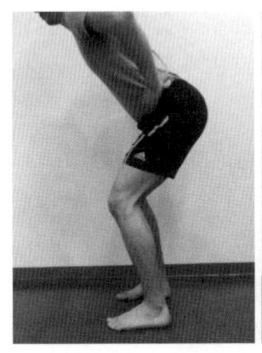

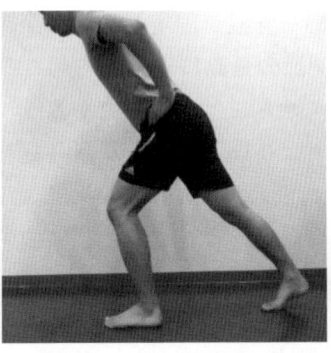

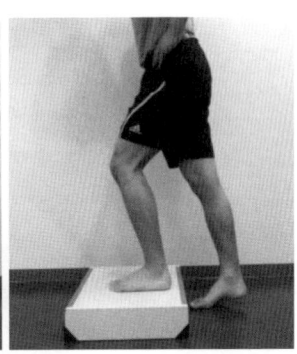

図19 CKCエクササイズ
a：スクワット　b：ランジ動作　c：前方への昇段

て大殿筋やハムストリングスの活動を賦活し，荷重時の股関節屈曲トルクに対する制動ができるよう促す．スクワットやランジ動作は，健常者にとっては負荷の高い運動ではないが，殿筋群の萎縮がみられる変形性股関節症の患者にとって，荷重下での股関節屈曲や体幹前傾というのは術前には避けてきた動作であり，代償も出現しやすいことから荷重量を調整しながら行うようにする．また，踏み台昇降は低い段から行うが，屈曲の可動域制限や筋力低下により前方への重心移動が不十分なまま上がろうとするため，しっかりと前方への重心移動を意識させ殿筋群の活動を促すようにする．

4 協調性に対するアプローチ

　術前に学習された代償パターンが，手術によって疼痛や可動性が改善されてもなお残存してしまうことはしばしば見受けられる．また，術後のアライメント変化や疼痛により，それを補う新たな動作パターンを学習してしまう可能性もある．可動性や支持性が獲得できても，それを動作で発揮できなければ意味がない．特に歩行においては大きな筋力は必要とされておらず，筋

群の協調的な活動が求められる．したがって，単関節の運動ばかりでなく，多関節の運動も行い協調性を高めることが重要である[32)]．

THA術後のOKCのトレーニングにおいて，股関節外転運動では骨盤挙上（図6b），伸展時には腰椎前弯と骨盤前傾，屈曲時には膝関節屈曲や骨盤後傾（図6c）といった代償がみられる．このように体幹・骨盤が固定されず，股関節の運動が生じにくい場合に，治療者が骨盤を固定して動きを抑制しようとすると，かえって代償を助長する．臥位での外転運動において，筋の逆作用を利用し骨盤の反対側への水平移動を行わせたところ，外転筋力の向上の即時効果がみられたことが報告されている[33)]．また，屈曲運動においてもまず体幹の筋群が反応し骨盤を固定し，股関節屈曲が骨盤後傾と連動して起こる[34)]．こうした股関節の運動に連動して起こる反応を意識させ，患者自身に正しい運動を学習させることが大切である．

変形性股関節症患者は長期間の跛行を繰り返しており，それに伴い患側への重心移動の不足や荷重の際の姿勢制御機能の低下をきたしている．THA術後においてもこの傾向は残存しており，術側下肢への荷重の不安も重なり健側へ重心が偏位している．よって，まず座位や立位で正しい重心位置を認識させ，前後左右方向への重心移動にて体幹を含めた立ち直り反応を促通し（図7），姿勢制御能力を高めていく．

5　姿勢・アライメントに対するアプローチ

hip-spine syndrome[11)]と呼ばれるように，多くの変形性股関節症患者は股関節だけでなく腰部・脊椎にも問題を抱えている．THA術前の骨盤傾斜は，年齢によって前傾化あるいは後傾化に二極化され，加齢に伴い骨盤は後傾化する[35)]．また，いずれの年代においても臥位に比べて立位では骨盤はさらに後傾する[36)]．そのため，まず臥位・座位・立位それぞれの肢位において腰椎や骨盤のアライメントを評価したうえで，それが運動の際にどう変化しているのかを随時確認しながら，原因と考えられる筋群の伸張やADLの指導を行う．骨盤後傾を呈する場合では，股関節伸展の他動運動は注意を要し，立位ではさらに後傾位となることを考慮して，立位での上方リーチなどを行う際には，股関節過伸展にて前方脱臼する危険性を予測する必要がある．特に高齢の場合などでは，体幹伸展が困難なため，股関節伸展にて直立位を保持しようとするため，手押し車などの使用を勧めることもある．

術前後の脚長差は姿勢やアライメントに影響する．変形性股関節症の進行により短縮していた下肢長が，手術により延長され，術側骨盤が下制してしまい，患者が自覚的脚長差を感じることはしばしばみられる．術側下肢を長

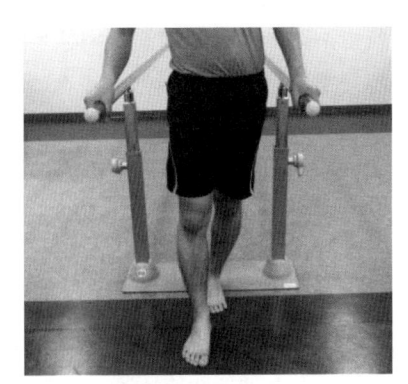

図20 大腿筋膜張筋のストレッチング

く感じると，同側膝関節屈曲にて補ってしまい正しく荷重できないため，骨盤下制の原因となる中殿筋や大腿筋膜張筋の伸張（図12，図20）を積極的に行う．また，反対側をインソールなどで補高し，自覚的脚長差をなくしたうえで積極的に荷重を促し，徐々に補高を減らすという方法も有効である．

　一方，腰椎側弯などを合併し，術前後において骨盤傾斜が改善しない場合，実際の脚長差がなくても補高が必要となる可能性もある．いずれにしても，脚長差は他部位の負荷量の増大や関節変形を誘発する要因にもなると考えられ，特に差が大きい場合は長期的に経過をみていく必要がある．

6 歩行・歩容に対するアプローチ

　これまで行われてきた運動学的あるいは運動力学的分析により，THA術後患者の歩容は術前よりも良くなる[37]〜[40]といわれる一方で，中・長期的にみてもTHA術後患者の歩容は健常者と同様の歩行には戻っていないとの報告[41]〜[44]もある．実際，臨床においても術前に比べ，明らかに歩容は良くなっていると実感するが，入院中に問題がすべて解決するということはほとんどないのもまた事実である．退院後の活動により歩容が定着するため，術前と同様の跛行パターンへ戻ったり新たな問題が生じたりする可能性もある．杖歩行や独歩を獲得することが最終ゴールではなく，左右対称で効率的な歩容になっているかどうかが大切であるため，術側股関節のみならず反対側を含めた全下肢関節の動きを評価する視点が必要である[45]．

　THA後の歩容で臨床上よく観察されるのが，前額面上でみられる骨盤のアライメント異常（Trendelenburg歩行，逆Trendelenburg歩行）や立脚後期での股関節伸展不足である．

　Trendelenburg歩行は，術側立脚期において遊脚側骨盤が下制することで

みられる跛行であり，術側股関節は内転し腰部の術側への側屈がみられる．この跛行の主な原因としては外転トルクの不足[46]が挙げられ，中殿筋の機能不全が報告されている[47]．ただ，この外転トルクを発揮できないそもそもの原因は，股関節症の進行に伴う大腿骨頭の上方偏位や，その長い経過の中で患者が習得した自身にとって支持効率のよいアライメントであるため，術後も同様のパターンに陥りやすい．術直後は脚延長により外転筋群が引き伸ばされ，静止張力が高まるため，外転トルクが発揮しやすくなり跛行が改善されたようにみえても，荷重頻度が増え，外転筋が伸張されてくるともとの跛行パターンに戻ってしまう場合もある．よって，術後のリハビリにおいては，杖などの補助を利用しながら，正常パターンを繰り返し学習させていく必要があると考える．具体的には，まず外転可動域を獲得し代償のない筋力発揮を再学習させていくとともに，立位での骨盤傾斜をコントロールする運動（図21）を行うことによって，荷重下での外転筋力発揮を促してアライメントを修正する．

またTrendelenburg歩行を呈する場合の多くは，反対側の股関節は術側とは逆の外転位を呈しており，反対側の股関節内転の柔軟性や立脚アライメントを修正する（図22）ことで歩行の左右対称性を促すことも，跛行の改善には有効と思われる．

逆Trendelenburg歩行とは，Trendelenburg歩行とは反対に術側立脚期に遊脚側骨盤が挙上する跛行のことであり，術側股関節外転位を呈する．術前の外転拘縮の影響や，前述したように術後の脚延長の影響により，術側骨盤が下制することで相対的に術側股関節が外転位となっており，そのままのアライメントで支持するため跛行を生じるものと考えられる．自覚的脚長差があり十分な荷重ができていないことも多い．このような跛行を呈する場合，股関節内転の可動域制限がみられることが多い[48]ため，まずは外転筋群を伸張し（図12），内転の可動性を改善させる．また，立位では外転位をとり反対側に荷重しやすいため，その逆の姿勢で術側への荷重を促す．平行棒ではつぎ足歩行や術側への横歩きにて内転位での荷重を学習させていく．

THA術後における立脚後期の股関節伸展不足の原因として，第一には伸展可動域制限の残存が挙げられる．術前の屈曲拘縮の影響を受け，術後も可動域制限が残存している症例は少なくない．まずは股関節前面の軟部組織の伸張を行い，伸展可動域を拡大する必要がある（図13）．大腿筋膜張筋が硬く術側骨盤が下制するような症例では，内転制限に加え伸展制限も生じるため十分な伸張が必要である（図20）．また，初期接地から荷重応答期における股関節屈曲モーメントに対する制動不足も，股関節屈曲位となる原因であると考えられる．立脚期における荷重応答はまず大殿筋・中殿筋から始まるため，

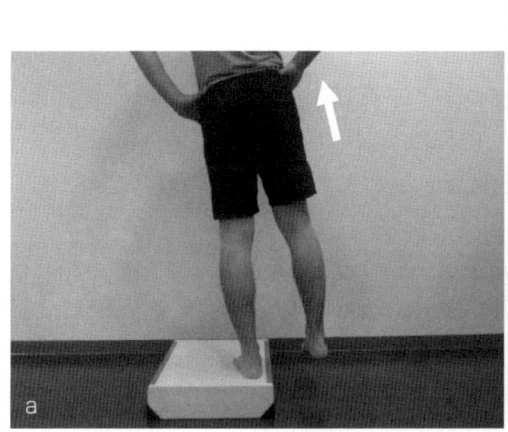

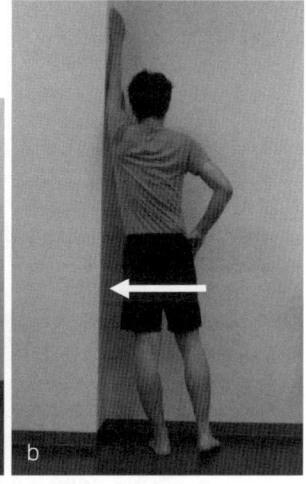

図 21 骨盤傾斜をコントロールしながら行う運動
a：骨盤挙上しながら側方に昇段　b：体幹の反応を促しながら荷重

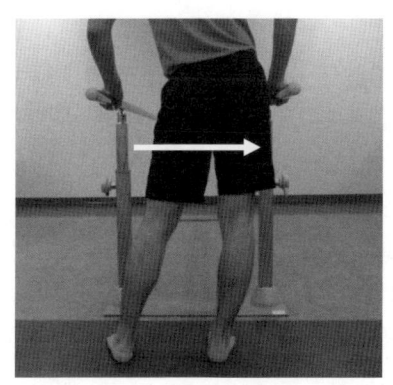

図 22 術側（左）の外転と健側（右）の内転

この殿筋群の活動が十分でなければ股関節は屈曲位のままとなってしまう．術後早期の歩行では骨盤前傾位となり，前後方向の重心制御が不十分となりやすい[49]ため，術側を前に出した状態での荷重や踵接地を意識させながらの前方への重心移動を実施する．踵接地の意識づけは中殿筋活動の質を高める[50]ことから，初期接地時にこれを意識させることにより，立脚中期・後期の支持性へとつなげられると考える．

さらに，術後に大腿直筋の緊張が高く疼痛の強い症例などでは，疼痛を避けようとした結果，立脚後期の伸展が不十分となりやすい．立脚期において股関節屈曲位から伸展位に切り替わる際には関節負荷が増大するため，腸腰筋による機能的安定化が必要であるが，変形性股関節症患者では，この安定化作用が十分でないために，代償的に大腿直筋の活動が高まると考えられる．

同様にTHA術後においても，大腿直筋の過剰収縮が生じ疼痛を引き起こしている可能性がある．そのため，臥位では腹圧を高め骨盤を安定させた状態での屈曲・伸展運動により，まず伸展トルクに対する制動力を高める．歩行時においては，トレッドミル歩行などの中枢パターン発生器（CPG：central pattern generator）の作用を利用した方法[51)52)]や push-off を弱めるよう促した歩行[53)]なども，股関節伸展の可動性の拡大に有効と考えられる．

7　日常動作・活動性に対するアプローチ

THA術後患者に対するADL指導では，「脱臼」と「負荷（量）」という点に留意しておく必要がある．禁忌肢位を説明するのみで後は患者まかせというのは無責任であり，あれもだめこれもだめと抑制をかけるのも患者のADL能力，QOLを低下させてしまう．まず指導者側がどうしてだめなのかを正しく理解し，患者の術後機能を把握したうえで状態に合わせた指導を行う必要がある．

（1）入院中の動作，ベッドサイドでの注意点

THA術後早期では関節位置覚の低下[54)55)]，術中の関節包や筋の切離に伴う術肢のコントロール不良などがあり，脱臼に対する注意が特に必要である．それに加え端座位をとる時間の増加に伴い，物を取るためのリーチ動作や立ち座りの頻度も増えるため，脱臼の危険性は高まると考えられる．よって，脱臼を防止するには患者自身に注意を促すだけでは不十分であり，補助具の使用や環境を整えることが大切である（第VII章「人工股関節全置換術前後の看護」参照）．

また，前方リーチ動作や立ち上がり動作では，骨盤前傾に伴い股関節屈曲角度が増加し，股関節伸展トルクは増大するため股関節に加わる負荷も高まる．この負荷の程度は姿勢や可動域・筋力の影響を受けるため，患者の動作パターンを観察し，負荷の少ない動作方法を指導する（図23）．

（2）機能改善に伴いADLの指導も変えていく

術前は足部へのリーチが困難であった患者にとっては，術後にリーチが可能となることの意義は大きい．最近では，入院期間の短縮により早期のADL獲得を迫られている．しかし，実際には時間経過に伴う環境変化や機能改善により患者自身が動作方法を変えてしまっている場合や，反対に能力が上がっているのに過剰に保護的意識を持ち続けた結果，股関節機能や荷重能力の低下をきたしている場合などを臨床上経験する．

このことを考えると，早期のADL獲得そのものの意義は疑問であり，入院期間ではなく，身体機能の回復・改善に合わせて，患者自身の理解度を確

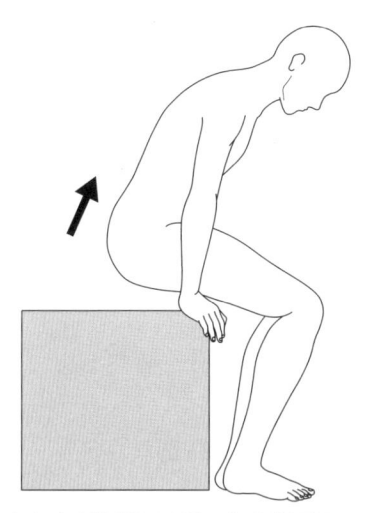

図23 立ち上がり時の手による座面のpush-up

かめながら動作方法を指導することが重要である．例えば，入院中では外旋法での靴下着脱が困難でも，退院後もストレッチングを継続し可動性が改善して靴下着脱が可能となったり，支持性が回復すれば2足1段での階段昇降から1足1段へと変えたりという具合である．ただ，できるから何でも許可するというわけではなく，その患者の機能や活動性，理解度を吟味し予後を予測しながら指導を進めていく．

また，活動性が高まり動作を反復することで，股関節への負荷が高まり疼痛やライナーの摩耗につながると思われる場合には，たとえ脱臼せずに可能であったとしてもその動作をやめさせる場合もある．定期的な機能評価を行うとともに，ADLをどのような手段で行っているか確認し，指導を行う必要がある．

5 患者タイプ別のリハビリテーション—術後タイムコースに即して

1 罹病歴が3〜5年程度のA氏の場合（表3）

（1）術前

目標
- 機能評価により現状を把握し患者自身に認識してもらう
- 可能な範囲での運動により身体機能を向上させる
- 術後の機能を予測し環境を整えておく

「術前リハビリテーション」を参照．疼痛の状況や可動域制限などの問題を考慮しながら運動療法を実施する．運動習慣のない場合では疼痛を生じやすいため，はじめはストレッチングや軽負荷の運動にとどめ，運動時痛を確認しながら徐々に負荷を上げていく．また，予想される術後の状況などを説明し，不安を軽減させるよう努める．

(2) 周術期～免荷期

> 目標
> ・安全な起居・移動動作の獲得および補助具などを使用してのADLの自立
> ・可動性の改善および筋出力の向上

まず手術記録を確認し，インプラントの固定性や骨の脆弱性など，荷重の際に特別な注意が必要かどうかを医師に確認しておく．離床にあたっては関節の不安定（動作時のぐらつき）はないか，術肢のコントロール（MMT 2レベル）ができているか，移動時のバランスに問題がないかなどを評価したうえで，看護師に注意すべき点などを伝える．疼痛が緩和され，全身状態や術肢の筋出力に問題がなければ，動作の安定性や禁忌肢位に対する理解などを総合的に判断し，起居動作および移動を自立させる．

運動療法は，まず術側股関節の可動域の確認も含めて愛護的に動かすことから始める．疼痛が強い場合には動かそうとすると過緊張を呈するため，安楽な姿勢でのリラクセーションを心がけ，強い伸張により創部や筋縫合部へストレスをかけないよう注意する．創部痛や過緊張が緩和されてくるのに合わせて，徐々に他動的伸張を実施する．

表3　A氏のプロフィール（術前評価）

身体組成	身長：156 cm，体重：55 kg，BMI：22.6
単純X線所見	骨頭の上方化・扁平化がみられる
疼痛	動作開始時・歩行時痛．よく動くと夜間痛あり
可動性	屈曲・伸展・外転・内旋の可動域制限あり
筋力	MMT 4レベル．殿部・大腿の筋萎縮あり
アライメント	骨盤前傾・挙上位．棘果長差−1.0 cm，臍果長差−1.5 cm
歩行	股関節伸展不足，軽度墜落，Trendelenburg歩行
ADL・活動	移動：屋内は独歩，屋外は杖歩行 足部へのリーチ：外旋位にて可能

MMT：manual muscle test（徒手筋力検査）

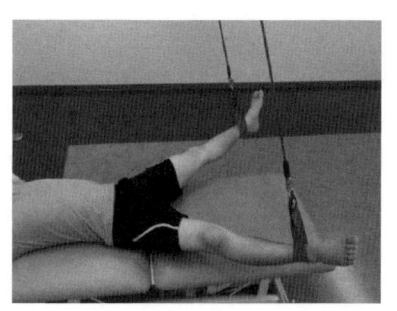

図24 スリングを使用した外転運動

　筋力強化についても，疼痛による防御収縮が強いと関節運動そのものをうまく行えないため，リラクセーションを促し負荷の軽い自動介助運動などから実施する（図24）．術後早期は，術侵襲により関節位置覚や関節運動時の求心性が低下しており，負荷が大きいと代償を生じてしまうため，代償運動や疼痛の程度をみながら負荷量を調節し筋出力を高めていく．運動の種類としては，ベッド上での自動運動やゴムバンドを用いた抵抗運動などを選択する（図15～図17）．

　また，この時期には疼痛や免荷，自覚的脚長差（術側が長い）により重心が健側に偏位する傾向がある．この傾向は，股関節周囲筋の柔軟性の向上や荷重量の増加によって徐々に修正されてくるため，まずは端座位から重心の位置を患者自身に認識させ，正中位がとれるようにしていく．

（3）全荷重～退院

目標
・支持性・歩行能力の向上
・ADLの獲得
・活動性の向上

　ROMエクササイズにより得られた可動性を足部へのリーチや歩行などのADLに反映させていく．脚延長により術側骨盤が下制し，内転の可動性低下がみられる場合は，立位荷重下にて外転筋群の伸張を行う（図12，図20）．また，退院前には患者自身でも行うことができるようなストレッチングの方法を取り入れ，ホームエクササイズとして指導する．

　筋力トレーニングは，ベッド上での運動を継続するとともに荷重下での運動を積極的に実施する（図19）．それに加え，自転車エルゴメーターなどの有酸素運動を取り入れ，全身持久力を高めていく．また，病棟内・外の歩行など，立位や歩行の機会を増やしていくことも支持性を高めることにつながるため，徐々に活動性を上げるよう促す．

歩行練習も支持性の回復に合わせて積極的に行う．立位での術側への重心移動や荷重時の協調的な筋活動による反応を意識して歩容を改善させる．

ADL指導・練習は，和室での動作や階段昇降など退院後に必ず行う動作を中心に行う．退院後の生活についての不安を患者自身に聞き，それを解消しながら動作の練習を行うとともに，脱臼のメカニズムなどを説明することで，恐怖心のみをあおらず理解を促し，安心して行動できるよう指導する．

（4）退院後

> 目標
> ・活動性およびQOLの維持・向上
> ・股関節機能の向上

歩行や日常生活動作により術側股関節の可動性は改善してくる傾向にあるが，運動や動作に十分反映されるようになるまでは，繰り返しストレッチングを行うよう指導する．

支持性については退院時には十分でなくても，退院後には活動性の向上により回復してくる傾向にあり，独歩での移動も可能となってくる．しかし，健側との左右差が残存していることも多いため，定期的な筋力評価により患者自身に課題を認識させ，運動を継続するよう指導する．また，下肢・体幹の協調性が不十分なまま活動性のみが高まると，跛行や動作の異常パターンを学習し，かえって疼痛を誘発することにもなるため，長期的な予後を予測しながら指導をする．

ADLについては，入院時に指導した動作方法で実際に行っているかどうかを確認する．退院後は活動性が高まり身体機能も向上するため，動作方法を変えていることもしばしばみられる．「脱臼していないから大丈夫」ではなく，それがほかの動作にも影響することを考え，基本となる禁忌肢位を忘れないよう指導する．また，長期的に過剰な負荷が繰り返されないよう配慮して生活環境を整えておくことも大切である．

2　罹病歴5年以上のB氏の場合（表4）

（1）術前

まず現在の姿勢や機能についてよく説明する．術側股関節の可動域制限および下肢の筋力低下が著明であることから，術後の機能回復にも時間がかかることをあらかじめ説明しておく．

関節拘縮により関節運動は十分に行えないため，筋硬結部に対するダイレクトストレッチングや腰椎の動きによる代償運動を伴わないよう，等尺性の

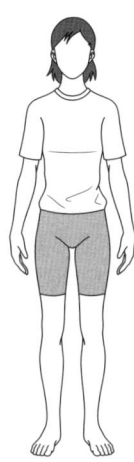

表4 B氏のプロフィール（術前評価）

身体組成	身長：154 cm，体重：48 kg，BMI：20.2
単純X線所見	大腿骨頭の上方化・扁平化がかなり進んでいる
疼　痛	動作開始時・歩行時痛は軽度
可動性	屈曲・伸展が硬く内転拘縮の状態
筋　力	MMT 3レベル．殿部・大腿の筋萎縮著明
アライメント	術側骨盤挙上位．棘果長差－1.5 cm，臍果長差－3.0 cm
歩　行	墜落性跛行，棒状での支持，反対側膝屈曲位
ADL・活動	移動：独歩．移動距離は非常に短い 足部へのリーチ：長座位にて可能

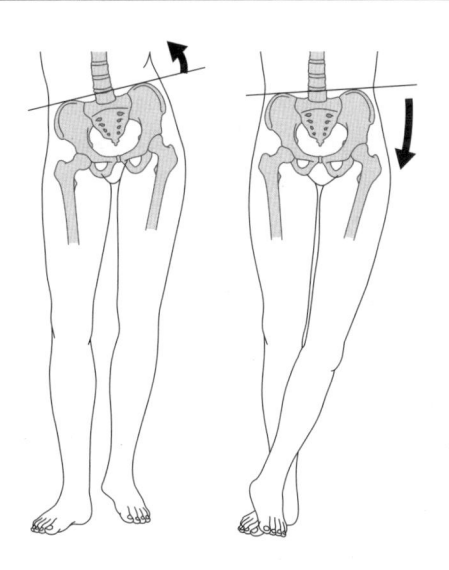

図25　アライメントを整える前と後
腰部，骨盤のアライメントを整え，
正しい位置を認識してもらう

運動を中心に実施する．アライメントの説明は特によく行い，術側の内転拘縮の影響を受けて異常姿勢を呈していることを認識してもらう（図25）．腰部や反対側の股・膝関節の可動性も合わせて確認し，問題があればそちらのほうにもアプローチする．歩行練習としては，跛行パターンを抑制しながらの荷重練習や杖の使用により跛行を軽減させる．

術前の活動については特に抑制しない．術後には可動性が上がりADL能力が改善されるが，退院時にはまだ支持性が低いため，しばらく杖や手すりが必要となる可能性があることを説明し準備してもらうようにする．

（2）周術期〜免荷期

　手術までの経過が長く関節拘縮が強い場合，術後早期は手術により可動性が改善する一方で，筋力低下が著明なため術側股関節は不安定な状態といえる．手術記録や医師から術中の情報を得ておき，起居動作を習得するまでは特に注意を払い指導する．

　運動療法においては，疼痛に合わせて早期から積極的にストレッチングを行う．ただし，可動域制限や異常姿勢が残存しているため，他動運動時には骨盤との関係を常に意識しておくことが大切である．また股関節屈曲制限が強い場合には，端座位で前傾姿勢をとらせるなど，ストレッチングの肢位にも工夫が必要である．

　筋力トレーニングは代償を生じやすいため，運動範囲を調整し協調性を意識しながら実施する．まずは自動介助運動や自動運動から開始し，低負荷の運動を頻回に実施する．アライメントについては，手術により脚長差が改善されるため，まず両膝伸展位での立位保持を学習させる．自覚的にまだ短いと感じている場合は，術側股関節の外転および反対側の内転の柔軟性を高めるなど，繰り返し正中位を意識させる（図22）．

（3）全荷重〜退院

　この時期においても，引き続き可動性の拡大を目標とする．平行棒内での大股歩行や自転車エルゴメーターなどを利用しながら，動作時の可動性を高めていく．また，荷重下での運動や歩行において，術側股関節内転・骨盤挙上位（Trendelenburg徴候）を呈し重心が側方に流れてしまう場合には，アライメントを誘導・修正しながら支持性を高める（図21）．

　歩行練習では，あえて両手で杖を使用することで左右重心移動の均一化を図る．また自転車エルゴメーターやステッパーなども，両下肢の可動性を上げ，左右交互に同程度の筋出力を促せるため有用な運動であると思われる．

　ADLについては，現状の可動性や支持性に合わせて，補助具を使用するなど退院に向けた実践的な方法を選択する．

（4）退院後

　退院後は入院中のように頻回な介入が困難なため，自宅で可能なストレッチングや協調性を意識した荷重練習などを指導し，それが実際にできているかどうかを確認する．特にB氏のような場合，長期の跛行の影響で術後も再び同様の跛行パターンに陥りやすい．運動のポイントを十分に説明・指導するとともに，定期的にX線画像上の骨盤傾斜や立位アライメントを確認し，変化がないかをチェックする．

　歩行練習については，独歩や一本杖での歩行よりもノルディックウォーキングが安全に歩行の持久性や左右対称性を獲得できると思われるが，人工股

3 罹病歴が3年未満のC氏の場合（表5）

（1）術前

疼痛は強いが股関節機能はよいので，手術によって疼痛が除去されると動きやすくなることを説明する．ただし，術後は脱臼のリスクがあることや脱臼肢位についても同時に説明しておく．

術前の運動療法としては，疼痛が強いためまずリラクセーションを中心に行いポジショニングを指導する．股関節内転で疼痛がある場合は，患側を下にした側臥位のほうが楽になることもある．筋力トレーニングについては運動時痛も出現するため，大きく股関節運動を伴う運動は避け筋出力が低下しない程度に実施する．歩行についても積極的には行わず現状把握にとどめる．

一方，ADLについては術前から積極的に指導を行う．活動性が高く可動性もよいので，生活環境面での困難さをあまり意識したことがない場合が多い．術後に疼痛が除去され，ADL能力も上がってくると困難さはさらになくなるため，疼痛が強い手術までの間に股関節に負荷のかからない疼痛を避けるような動作の習得や自宅環境の改善を促す．特に自宅内の物の配置や椅子の高さなどには注意を払い，脱臼肢位にならないよう環境から安全な動作を誘導することを意識して指導する．

（2）周術期〜免荷期

可動性，支持性ともに早期の回復が予想されるため，この時期は緊張緩和

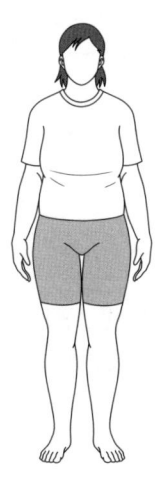

表5 C氏プロフィール（術前評価）

身体組成	身長：155 cm，体重：62 kg，BMI：25.8
単純X線所見	大腿骨頭の上方化がややみられる
疼痛	安静時・運動時など常に痛む．夜間痛あり
可動性	伸展・内転の可動域制限軽度あり
筋力	MMT 4〜5レベル．疼痛による筋出力低下
アライメント	術側骨盤軽度下制位．棘果長差−0.5 cm，臍果長差±0.0 cm
歩行	股関節伸展軽度不足
ADL・活動	移動：独歩．疼痛により移動距離が低下 足部へのリーチ：股屈曲にて可能

を目的としたリラクセーションや低負荷の運動から行う．一見，筋力には問題がなさそうでも求心性は低下しており，運動開始時などには不安定さがないかを確認する．また，代償運動を注意深く見極め，抑制しながら運動を進める．脚延長により自覚的脚長差が強い場合は，健側を補高し移動しやすいようにする．

病棟では疼痛が除去され活動しやすくなり，術後早期から自発的な行動が多くなりがちである．可動域制限もなく脱臼肢位をとりやすいので注意が必要である．入院時に術後を想定して，起居動作の方法をあらかじめ指導・練習しておくことも有効と思われる．機能的予後はよいため，病棟の看護師と連携して術後早期を安全に過ごすことを最優先とする．また，疼痛が除去され荷重に対する不安もなくなるため，免荷が必要な場合は荷重量が順守できているかどうか，特に注意を払う．

（3）全荷重～退院

この時期では正しいアライメントを意識させたうえで運動療法を積極的に実施するが，活動性も上がってくるため人工股関節や創部への影響を考え，負荷量を増やしすぎないよう注意する．また，退院後を想定し ADL を繰り返し練習するなど，理解度に合わせて指導を行う．

（4）退院後

筋力やアライメントの評価を行い，過活動による疼痛などがないか確認する．また，術前から入院中にかけて指導した ADL や環境整備が実際に生かされているかどうかを確認する．環境整備をしても経過とともにもとの環境に戻してしまう患者も少なくない[56]．動作の確認とともに脱臼やライナーの摩耗の危険性について再度説明する．

6 症例呈示

1 罹病期間が長く，両股関節の ROM 制限が著明であった症例

（1）術前評価

□年齢・性別：54歳，女性．
□身長・体重・BMI：143 cm，42 kg，20.5．
□罹病歴：10代の頃より両股関節の ROM 制限を自覚し，30代の頃より両股部痛が出現した．数年前より両股関節の ROM 制限と股部痛が増悪し，ADL にかなりの支障が生じるようになった．
□合併症：なし．

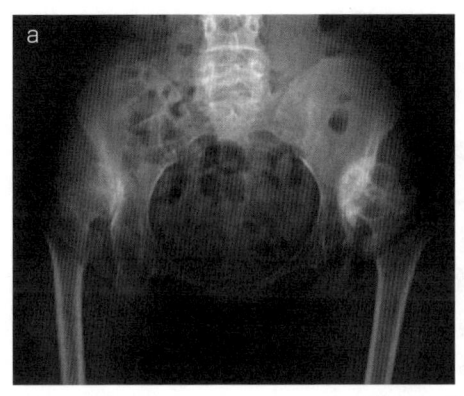

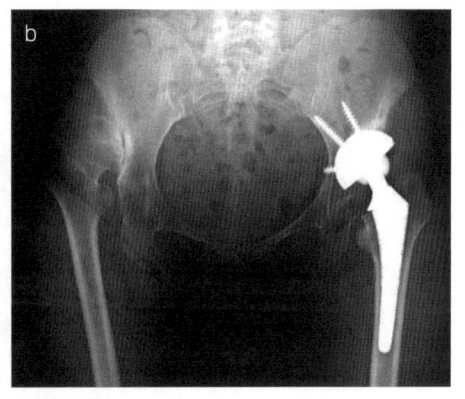

図 26 単純 X 線像
a：術前　b：左 THA 後

- 単純 X 線所見：臼蓋形成不全，二次臼蓋，骨盤前傾，両大腿骨頭変形著明，骨皮質の萎縮（図 26a）.
- 疼痛：30 分程度の立位や 5 分程度の歩行で両股部痛が出現．夜間痛あり．
- 可動性：両股関節に著明な制限あり．両股関節屈曲 ROM 60°，伸展 ROM −5°，外転 ROM 5°．
- 筋力：両側 MMT 3 レベル．
- 姿勢・アライメント：臥位・立位にて腰椎前弯増強．座位にて骨盤後傾．
- 脚長差：SMD，NMD ともに左側（手術予定側）が 1 cm 長い．
- 歩行・歩容：独歩．歩行速度はやや遅く跛行は著明．振り出し時に過剰な骨盤回旋を認め，両側に Trendelenburg 徴候を認める．
- ADL：爪切り，靴下着脱動作は端座位にて股関節を内旋，膝関節を屈曲して行う．連続歩行は 5 分程度可．屋外での移動手段は自転車を利用することが多い．
- 社会的情報：自宅は洋式生活．職業はピアノ講師であり退院後は復職を希望される．

（2）術後（左 THA 後）経過（図 26b）

- 術直後は術肢の延長による筋の伸張感が非常に強く，筋出力もほとんど得られない状況であった．そのため術肢コントロールが不良であり，脱臼肢位には十分な注意を要した．また脚長差が術前より拡大し補高が必要であった．
- 術後 2 週程度は腫脹や筋の伸張感が強く，ROM の改善は困難であった．また筋出力は非常に小さかったため，筋力トレーニングは自動介助運動を中心に実施し，代償運動の出現を極力抑えるよう注意した．早期から補高することで荷重しやすいアライメントを調整した．補高は単純 X

線で脚長差を計測し，さらに立位でアライメントを評価して決定した．
- 腫脹や筋の伸張感などが軽減されるとともに，積極的なROMエクササイズを実施してROMに合わせたADL指導を進めた．代償運動に注意しながら，抵抗運動を利用した筋力トレーニングを実施した．脊柱・骨盤の可動性の改善にも努めた．筋の柔軟性改善に伴って骨盤傾斜角度が変化するため，随時アライメントを評価し補高の調整を重ねた．
- 自宅退院に向けて歩行量を増加させたかったが，反対側の股部痛が出現し困難であった．また，反対側股部痛と支持性低下のため，歩容の安定には両杖の使用が適当であった．
- 獲得されたROMでは，自助具が必要な場面もある反面，脱臼肢位となるリスクは低く，術前と同様の動作パターンで対応できる場面もあった．

(3) 退院時評価

- □疼痛：術側股部痛はなし．反対側股関節には5分程度の歩行で疼痛出現．
- □可動性：可動性は改善．術側股関節屈曲ROM 75°，伸展ROM 5°，外転ROM 20°．
- □筋力：術側MMT 2レベル．反対側MMT 3レベル
- □姿勢・アライメント：術前より，臥位・立位での腰椎前弯や座位での骨盤後傾は軽減．
- □脚長差：脚長差は拡大し，SMD，NMDともに術側が2cm長い．
- □歩行・歩容：歩行速度は改善．振り出し時の骨盤回旋は減少．屋内は独歩，屋外は両杖歩行．立脚時のTrendelenburg徴候は残存した．
- □ADL：爪切りは要介助．靴下着脱はソックスエイドを使用．物を拾う動作や床上動作は術前と同様の動作パターンで実施．

(4) 退院後の経過

- 術後3カ月で復職し自転車通勤も可となる．両杖歩行にて連続歩行は30分程度可となる．筋力は両側ともにMMT 3$^+$レベルに改善した．
- 術後9カ月で反対側のTHAを施行．
- 術後15カ月で屋外独歩可となる．

本症例は罹病歴が数十年にわたり，両股関節の可動性が著しく低下した症例であった．THA後，股関節の可動性は改善したが，新たに獲得されたROMにおいて十分な運動ができる筋力を得るまでに比較的長い期間を要した．術前からみられた跛行を修正するには支持性の獲得を中心に進め，他関節と協調した股関節の動きを誘導する術後リハビリが必要であった．また両側性の変形性股関節症を発症した症例であり，対側股関節の疼痛や支持性，脚長差を考慮した術後リハビリを実施した．

2　罹病期間が短く，強い疼痛を訴えた症例

（1）術前評価

- 年齢・性別：76歳，女性．
- 身長・体重・BMI：140 cm，57 kg，29.1．
- 罹病歴：3カ月前より右股部痛を自覚し，その後は急激に疼痛が増悪した．1カ月前より外出困難となり，自宅内では伝い歩きで移動するようになった．
- 合併症：糖尿病，不整脈．
- 単純X線所見：2カ月間で急速に右大腿骨頭の破壊がすすんでいる（図27）．
- 疼痛：荷重時痛が強く，数分間の立位保持や独歩は困難である．夜間痛もある．
- 可動性：右股関節に制限なし．右股関節屈曲ROM 110°，伸展ROM 5°，外転ROM 25°．
- 筋力：疼痛のためMMT 2レベル以上の測定は困難．
- 姿勢・アライメント：立位・座位にて骨盤後傾，円背姿勢．
- 脚長差：SMD，NMDともに右側（手術予定側）が0.5 cm短い状態である．
- 歩行：歩行器歩行あるいは伝い歩き．歩行速度は非常に遅い．
- ADL：爪切り，靴下着脱動作は股関節を大きく屈曲して実施．屋外は車いすにて移動，階段昇降困難．
- 社会的情報：独居，洋式生活．

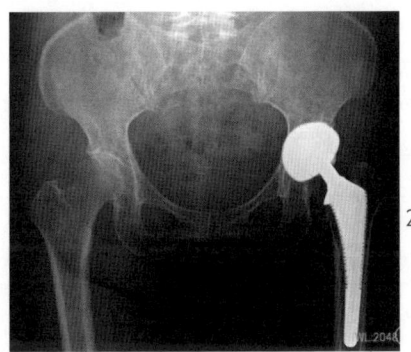

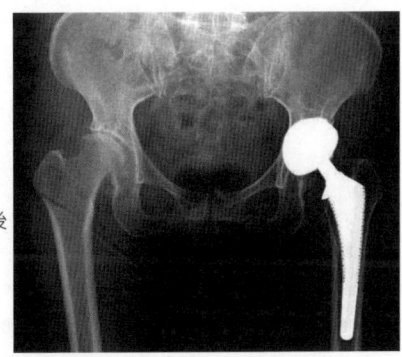

図27　単純X線像（術前）

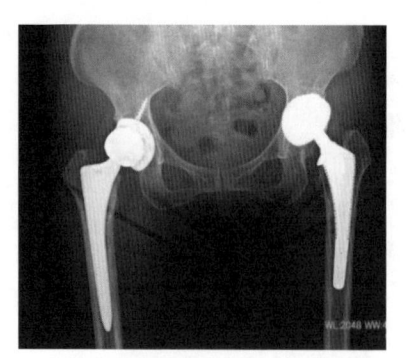

図28 単純X線像（右THA後）

（2）術後（右THA後）経過（図28）

- 術直後から疼痛の訴えは少なく，右下肢の自動運動も十分に可能．
- ROMが大きく脱臼肢位になりやすい．肢位に対する認識が得られにくいためヒッププロテクターを使用し，過屈曲位を予防した．
- 術後早期より歩行器歩行可．ROM制限はなく，筋出力は術前より強かった．
- 反復した動作練習により脱臼肢位に対する認識が得られてから，ヒッププロテクターの使用を中止した．
- 立位アライメントから，前方脱臼のリスクが高いため，立位での動作練習に注意を要した．
- 独居に必要なADLを獲得するとともに，前方脱臼，後方脱臼の両方に対する理解を深める必要があった．

（3）退院時評価

- □疼痛：なし．
- □可動性：制限なし．屈曲ROM 90°，伸展ROM 5°，外転ROM 30°．
- □筋力：MMT 4レベル．
- □姿勢・アライメント：立位・座位にて骨盤後傾，円背姿勢は残存．
- □脚長差：脚長差なし．
- □歩行・歩容：屋内は独歩，屋外は杖歩行．歩行速度は改善．跛行はなし．
- □ADL：爪切り，靴下着脱動作はあぐら肢位にて自立．階段昇降や入浴動作，床上動作も自立．

（4）退院後の経過

- 術後2カ月で屋外独歩可となり，30分以上の連続歩行も可となる．

本症例は急速破壊型股関節症（RDC：rapidly destructive coxarthropathy）と診断された症例であった．RDCは急速に関節裂隙の狭小化，関節破壊が進行する高齢者に多い変形性股関節症の1タイプであり，強

> い疼痛を訴えるが，股関節の可動性は比較的保たれるという特徴的な臨床像を示す[57]．THA 後は劇的に疼痛が減少し，術後早期より動作レベルは格段に改善した．その反面，ROM 制限がなく脱臼肢位をとるリスクが非常に高かった．RDC では通常の変形性股関節症より術後脱臼が有意に多かったと報告されており[58]，その原因について RDC では骨盤の後傾例が多いこと，骨盤後傾に伴うソケット傾斜の増大に加え，可動域が保たれているため比較的容易に脱臼肢位となることなどが指摘されている．さらに高齢であり，安全な動作を理解していただくには，自宅の環境に合わせたより具体的な動作を反復して練習する必要があった．

7 クリニカルクエスチョン（THA）

1　THA 後患者の筋力の回復はどのような傾向があるか？

　THA 前には長年患った股関節の影響により，術側下肢の筋力低下は著しい．大腿部の周径が反対側と比べて 2 cm 以上細いという人も少なくない．手術後，股関節の疼痛は消失し，筋力は発揮しやすくなるが，手術前に細くなってしまった筋肉の太さがすぐにもとに戻るわけではない．

　THA 後の筋力の回復については，わが国では，THA 後早期の股関節外転筋力を測定し，術後 10 日で術前の筋力値まで改善しているという報告[59]，また，THA 後 1 年間の股関節外転筋力の推移を調べ，術後 3 週で術前の筋力値まで改善し，術後 1 年時には術前の約 1.5 倍の筋力まで改善していることを報告したもの[60]，さらに THA 後 6 週の股関節周囲筋力と膝関節周囲筋力の推移を調べた研究から，股関節周囲筋力に比べて膝関節伸展筋力の回復が遅延することを報告したもの[61]がある．一方，Fukumoto ら[62]は THA 後 6 カ月において，股関節外転筋力と股関節伸展筋力，膝関節伸展筋力は同年代の健常者に比べて低下していることを報告している．

　海外では，Trudelle-Jackson ら[22]が，THA 後 1 年で術側下肢の筋力は反対の非術側下肢と同程度まで改善したと報告している．しかし，Rasch ら[23]は，THA 後 2 年では術側下肢の筋力は非術側下肢に比べて低下していると報告している．Sicard-Rosenbaum ら[63]は，THA 後平均 2 年では同年代健常者と比べて術側下肢の筋力は低下していると報告している．

　各施設の手術方法やクリニカルパスの相違もあり，THA 後の筋力の回復については統一した見解を得ることが難しい．先行研究の結果をまとめると，

THA後の筋力の回復は術後早期には術前の筋力値まで改善するが，その後の改善は緩やかであり，THA後2年が経過してもまだ非術側下肢に比べて術側下肢の筋力は低下している可能性がある．また健常者と同程度の筋力値まで回復していない可能性もあり，THA後の筋力の回復は2年が経過しても十分ではないことが考えられる．

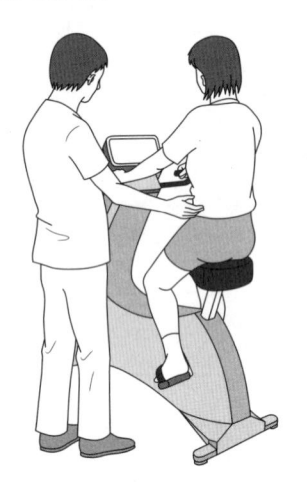

2　THA後患者が手術側の下肢を長く感じるのはなぜ？

　THA後に，術前に比べて術側の下肢が長く感じると訴える患者は少なくない．THAのインプラントの設置位置は極力，解剖学的な股関節の位置とされる．よって，片側変形性股関節症の場合，手術前にみられた脚長差は手術により解消されるはずにもかかわらずである．

　これは手術適応である末期変形性股関節症では，大腿骨頭の扁平化や上方偏位により1～2cm程度の脚長差が生じている患者が多いことが理由として挙げられる．手術により脚延長され，この脚長差が解消されると，同時に股関節周囲の軟部組織もその脚延長分引き伸ばされることになる．長年，変形性股関節症を罹患していると，股関節周囲の軟部組織の中でも特に中殿筋や大腿筋膜張筋といった外転筋群が短縮し，伸張性が低下している場合が多く，手術により脚延長した際に筋の伸張性に余裕がないため，起始部である骨盤と停止部である大腿骨の距離が短縮し，手術側に骨盤が側方傾斜（下制）する．この骨盤の下制は臥位や立位姿勢時，歩行時にもみられ，これがTHA後早期に手術側の下肢を長く感じる原因になっている（図29）[64]．

　片側変形性股関節症の骨盤側方傾斜と股関節内外転可動域（ROM）の間には関係性があり，手術側の骨盤下制例では股関節外転拘縮，手術側の骨盤挙上例では股関節内転拘縮の傾向がある[65]．特に，骨盤下制例では，股関節外

転拘縮による股関節内転 ROM 制限により，股関節外転筋の伸張性低下がみられる場合が多く，このことが原因で手術後も骨盤下制位となり脚長差を感じる症例が多い．この THA 後早期の脚長差は，術後 2 週経過時には感じることがなくなるとされている[66]．しかし，術後 2 週が経過しても脚長差を感じる患者も多くおり[64]，外転筋群の伸張性の低下の程度や腰椎側方可動性低下による影響も考えられる[67]．

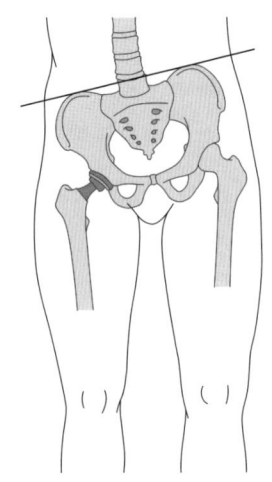

図 29　手術側への骨盤傾斜
下肢の長さは同じであるが，骨盤の傾きの分だけ手術側の下肢が長く感じる

3　THA 後患者はよく転倒する？（表 6）

THA を受けて退院後の定期検診時に「この前，転んでけがをしてしまいました」という患者がある．しかも，その人数が多い印象がある．

表 6　THA 後患者の転倒発生状況

転倒場所 (%)	屋内 52	屋外 44	階段 4		
転倒時間帯 (%)	起床〜10 時 12	10 時〜17 時 69	17 時〜就寝 18	就寝〜起床 1	
転倒原因 (%)	滑った 19	つまずいた 45	バランスをくずした 29	人や物に当たった 6	その他 1
転倒方向 (%)	前方 49	側方 30	後方 17	よくわからない 4	
転倒後の状態 (%)	けがなし 61	人工関節脱臼 0	打ち身 22	すり傷 11	骨折 6

実際にTHA後患者を対象に，過去1年間の転倒経験についてアンケートによる調査を実施した．結果は214名中77名，つまり36％の人が過去1年間において転倒経験があった[4]．3人に1人が1年以内に転倒していることになる．健常高齢者の転倒発生率は15～20％という報告があり[68)69]，このことからTHA後患者の転倒発生率が非常に高いことがわかる．また，その転倒発生時の状況について特徴的なことは，つまずいて前に転倒する人が多いことである（表6）．転倒の際に橈骨遠位端骨折や肋骨を骨折する人もある．今後，THA件数が増え，またTHA後患者の高齢化が進む中，転倒による大腿骨ステム周囲の骨折が生じる症例も増える可能性が考えられる．大腿骨ステム周囲の骨折は治療に非常に難渋する．さらに転倒時に人工股関節の脱臼が生じる可能性もある．健常高齢者だけでなく，THA後患者においても転倒予防対策が必要であると考える．

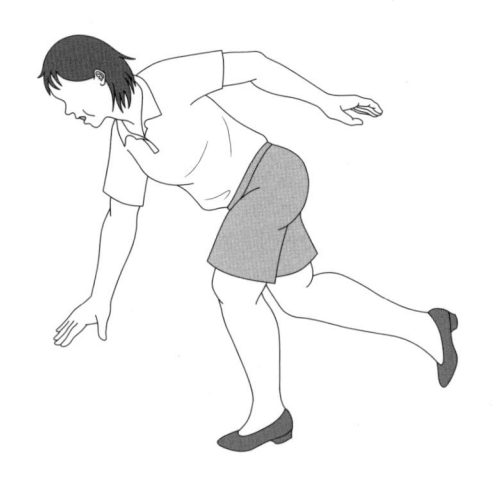

4　THA後患者は疲れやすい？

　THA後のリハビリや歩行練習において，すぐに疲労を訴えるTHA後患者をよく経験する．それほど運動負荷が高いわけでもない，運動時間が長いわけでもない．

　THA後患者が疲れやすいのは健常者に比べて，股関節および膝関節周囲筋力が低下していることが原因として考えられる．Fukumotoら[62]はTHA後4週時の手術側の股関節外転筋力は健常者の約53％，膝関節伸展筋力は約36％であったと報告している．手術後早期の筋力はさらに低いことが予測できる．THA後患者と健常者の歩行時における股関節外転筋の筋活動を測定した別の報告でも，THA後患者は51.4％，健常者は32.5％であったとしている[50]．また，この要因としては，健常者に比べてTHA後患者は股関節外転

筋力が低下しており，同程度の体重を支えて歩行する際に，健常者に比べて高い股関節外転筋の筋活動が必要であることが考えられる．つまり，健常者より高い筋活動で歩き続けることで，健常者より早く疲労しやすい．これは歩行以外の運動や動作においても同様のことがいえる．THA後のリハビリでは，このことに注意して，理学療法プログラムの立案や活動量の調整をすべきであると考える．

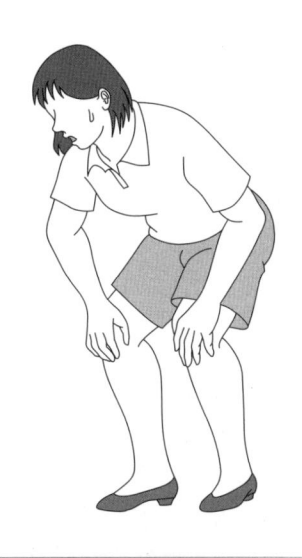

5　筋力は問題ないのになぜ跛行が直らないの？—THA後患者は体幹機能にも問題あり？

　THA後数カ月が経過し，股関節や膝関節周囲筋力に特に問題がないにもかかわらず，患側の肩が下がった特徴的な跛行が残存している患者は少なくない．

　末期変形性股関節症患者の特徴的な跛行には，Duchenne跛行，Trendelenburg跛行，墜落性跛行，逃避性跛行がある（図30）．これらの跛行に共通することは，患側への体幹側屈または体幹側方傾斜を生じることである．長い罹患期間にこれらの跛行を繰り返し続けることで，股関節周囲筋だけでなく体幹側屈筋群の伸張性にも左右差が生じている可能性があり，実際にTHA前の末期変形性股関節症（股OA）患者を対象に左右の体幹側屈可動域を測定した研究より，片側末期股OA患者では健側への体幹側屈可動域に比べて患側への体幹側屈可動域のほうが有意に大きかったことが報告されている[15]（図31）．つまり，片側例では健側に比べて患側の体幹側屈筋群に伸張性の低下が認められる．一方，両側末期股OA患者では，体幹側屈可動域の左右差は認められない．つまり，両側例では体幹側屈筋群の伸張性の左右差はみられない傾向がある．たとえTHAを受けても体幹側屈筋群の伸張性はす

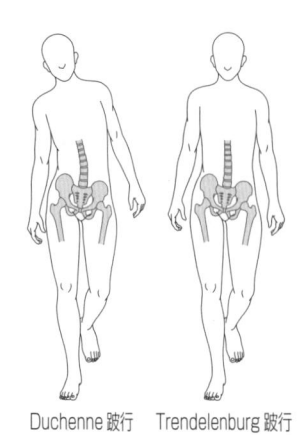

図30 変形性股関節症の特徴的な跛行
Duchenne 跛行　Trendelenburg 跛行

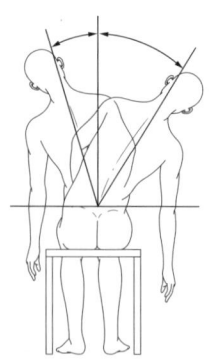

図31 末期変形性股関節症患者の体幹側屈可動域
健側に比べて患側の体幹側屈可動域のほうが大きい

ぐには変化しないことが予測できることから，THA後においても，体幹側屈筋群の伸張性低下は残存していると考えられる．片側例では，体幹側屈筋群の伸張性が低下（短縮）しており，歩行時だけでなく静止立位や座位姿勢においても，患側の肩が下がった体幹側屈位姿勢を呈する患者もある．

また，変形性股関節症患者では体幹の姿勢制御に異常性があることも報告されている[16]．変形性股関節症を長期間罹患することにより，股関節だけでなく体幹機能にも障害が及んでおり，THA後患者の姿勢や歩容の改善を目的としてリハビリを実施する際には，股関節周囲の筋力だけにとらわれず，体幹機能にも着目する必要があると考える．

6　THA後患者の跛行は自然に直る？

THA後患者の手術後の希望の一つに「きれいに歩きたい」と挙げる人が多い．長年，罹病した股関節の痛みや拘縮は手術により改善し，歩容も改善する．しかし，術後長期間が経過しても跛行が残存している人も多い．近年，THA後の入院期間は短縮の傾向が強まり，同時に術後のリハビリ期間も短縮されている．

THA後患者の跛行の残存について最も多く報告されている特徴は，歩行時立脚期の股関節伸展角度の減少である．この歩行時の股関節伸展角度の減少は，先行研究によりTHA後平均10カ月[42]や平均1年[20]が経過してもみられ，さらにBennettら[5]はTHA後平均10年が経過した患者においてもみられると報告している．歩行時立脚期の股関節伸展角度が減少している場合，代償的に骨盤の後方回旋や前傾，膝関節屈曲角度の増大がみられることが多

く，健常者の歩容とは異なる跛行を呈する．また，Perronら[21]はTHA後平均1年が経過した患者において，立脚期の術側への体幹側方動揺が健常者に比べて増大していることも報告している．これは手術前にみられるDuchenne跛行が，THA後1年経過しても残存していることを示している．これらのことから，THA後患者は手術により股関節痛や拘縮は術前に比べて改善されるが，手術後1年が経過しても健常者と比べると股関節機能障害が残存しており，跛行を呈する患者が多いと考えられる．THA後患者の跛行は時間の経過とともに自然に直るものではなく，リハビリを継続し，残存している股関節機能障害や二次的に生じている他関節の機能障害を治療し，歩容の改善を図る必要があると考える．

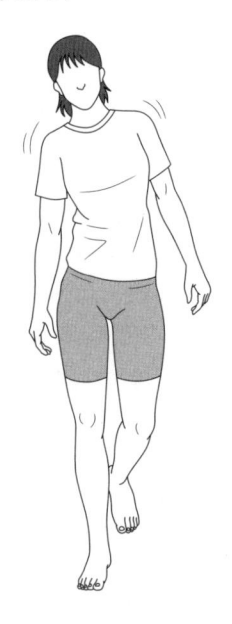

7　THA後患者の患側大腿部が健側に比べていつまでも細いのはなぜ？

　片側の変形性股関節症やTHA後患者において両下肢の大腿部の周径を比べると，健側に比べて患者のほうが細く，大腿四頭筋の筋萎縮がみられることが多い．変形性股関節症患者の歩行においては健側よりも患側のほうが筋活動量は高く[50]，歩行がその原因であるとは考えにくい．変形性股関節症患者は片側罹患の場合，患側下肢への荷重量が反対側に比べて低下することが知られている[70,71]．片側末期変形性股関節症患者の患側の平均下肢荷重率は静止立位で約42%，起立動作では約36%との報告[70]や，特に大腿四頭筋は下肢の筋群の中でも活動性の低下による筋萎縮が生じやすいとの報告[72]から，片側の変形性股関節症患者は，歩行時には下肢筋活動量が高いものの，日常生活での立位や起立動作において患側下肢の活動性が低下していることが大

きく影響し，患側の大腿四頭筋の筋萎縮がみられると推察される．THA 後においても立位や起立動作の下肢荷重率の非対称性がみられ[70)71)]，患健差が消失するためには約1年かかるとされている[70)]．そのため手術により股関節の疼痛が改善しても，大腿四頭筋の筋萎縮がすぐに改善するわけではない．日常生活上での立位や起立動作時の下肢荷重量の非対称性を早期に解消することが必要であると考える．

8　THA 後患者の股関節の感覚機能はどうなっている？

股関節周囲の感覚において，表在感覚は皮膚，運動覚や位置覚などの深部感覚は筋や腱，靱帯，関節包などから伝えられる[73)]．その中でも関節運動における感覚受容器は，関節包にある Ruffini 小体，関節靱帯にある Golgi 腱器官や筋紡錘とされている．しかし，THA 後患者は，手術施行時に股関節の関節包や靱帯の一部を取り除かれており，深部感覚の機能が低下している可能性があると考える．実際に，THA 後患者において，下肢を動かす感覚や下肢が向いている方向がわかりにくいという訴えを聞くことがある．

THA 後早期において股関節内外旋の関節位置覚の検査を実施した研究から，股関節内外旋の認識角度が内旋方向へ偏位していることが報告されている[54)]．つまり，THA 後患者は股関節の深部感覚の機能が低下していることが示唆される．これは，手術による関節包や靱帯の一部除去と股関節外旋筋群の一部切離の影響が大きいと考えられる．また，特に術後1〜2週では術後4週に比べて認識角度の誤差は大きい．手術侵襲により股関節周囲筋の筋出力が低下し，筋の感覚受容器からの感覚情報が伝わりにくいことが原因であると考えられる．これらの深部感覚機能の低下は，術後の人工股関節の脱臼と深く関わっている可能性がある．特に，術後1〜2週においては脱臼の危険性が高く，患者に下肢の深部感覚機能が低下していることをわかりやすく説明したうえで，代償的に視覚からの情報を用いて，日常生活の動作を実施するように指導することが重要であると考える．

〈文献〉

1) 日本整形外科学会診療ガイドライン委員会, 他：変形性股関節症診療ガイドライン．南江堂, 2008
2) Di Monaco M, et al：Which type of exercise therapy is effective after hip arthroplasty？A systematic review of randomized controlled trials. Eur J Phys Rehabil Med　49：893-907, 2013
3) Di Monaco M：Rehabilitation after hip and knee arthroplasty；where are we now？Work in progress to build up evidence-based protocols. Eur J Phys Rehabil Med　49：875-876, 2013
4) 生友尚志, 他：人工股関節全置換術後患者における転倒の発生率と発生状況．Hip Joint　39：

183-186, 2013

5) Bennett D, et al : Gait kinematics of age-stratified hip replacement patients—a large scale, long-term follow-up study. *Gait Posture* **28** : 194-200, 2008
6) Oosting E, et al : Preoperative home-based physical therapy versus usual care to improve functional health of frail older adults scheduled for elective total hip arthroplasty ; a pilot randomized controlled trial. *Arch Phys Med Rehabil* **93** : 610-616, 2012
7) 梅原拓也, 他 : 変形性股関節症に罹患して人工股関節置換術を受けた患者の身体機能や活動に術前および術後の運動介入が及ぼす影響―ランダム化比較試験に対するシステマティックレビューおよびメタアナリシス. 理学療法学 **41** : 147-158, 2014
8) Holstege MS, et al : Preoperative quadriceps strength as a predictor for short-term functional outcome after total hip replacement. *Arch Phys Med Rehabil* **92** : 236-241, 2011
9) Giraudet-Le Quintrec JS, et al : Positive effect of patient education for hip surgery ; a randomized trial. *Clin Orthop Relat Res* **414** : 112-120, 2003
10) Maradit Kremers H, et al : Obesity increases length of stay and direct medical costs in total hip arthroplasty. *Clin Orthop Relat Res* **472** : 1232-1239, 2014
11) Offierski CM, et al : Hip-spine syndrome. *Spine（Phila Pa 1976）* **8** : 316-321, 1983
12) Smillie IS : Angular deformity. Diseases of the knee joint 2nd ed. Churchill Livingstone, London, pp311-312, 1974
13) 長嶺里美, 他 : Coxitis Knee 第4報（脚長差による検討）. 整外と災外 **54** : 707-709, 2005
14) 井手衆哉, 他 : 変形性股関節症に伴う変形性膝関節症（Coxitis Knee）の症例検討. 整外と災外 **51** : 749-752, 2002
15) 生友尚志, 他 : 変形性股関節症患者の体幹側屈可動域の特徴. *Hip Joint* **38** : 158-160, 2012
16) 田篭慶一, 他 : 変形性股関節症患者の坐位側方傾斜刺激に対する体幹側屈反応の分析. *Hip Joint* **38** : 218-221, 2012
17) 田島智徳, 他 : Hip-Spine Syndrome（第10報）―変形性股関節症患者における股関節と腰椎の可動域の関係. 整外と災外 **56** : 626-629, 2007
18) Röder C, et al : Influence of preoperative functional status on outcome after total hip arthroplasty. *J Bone Joint Surg Am* **89** : 11-17, 2007
19) Heiberg KE, et al : Recovery and prediction of physical functioning outcomes during the first year after total hip arthroplasty. *Arch Phys Med Rehabil* **94** : 1352-1359, 2013
20) Gilbey HJ, et al : Exercise improves early functional recovery after total hip arthroplasty. *Clin Orthop Relat Res* **408** : 193-200, 2003
21) Perron M, et al : Three-dimensional gait analysis in women with a total hip arthroplasty. *Clin Biomech（Bristol, Avon）* **15** : 504-515, 2000
22) Trudelle-Jackson E, et al : Outcomes of total hip arthroplasty ; a study of patients one year postsurgery. *J Orthop Sports Phys Ther* **32** : 260-267, 2002
23) Rasch A, et al : Muscle strength, gait, and balance in 20 patients with hip osteoarthritis followed for 2 years after THA. *Acta Orthop* **81** : 183-188, 2010
24) Frost KL, et al : Isometric performance following total hip arthroplasty and rehabilitation. *J Rehabil Res Dev* **43** : 435-444, 2006
25) Bertocci GE, et al : Isokinetic performance after total hip replacement. *Am J Phys Med Rehabil* **83** : 1-9, 2004
26) Judd DL, et al : Muscle strength and functional recovery during the first year after THA. *Clin Orthop Relat Res* **472** : 654-664, 2014
27) Shih CH, et al : Muscular recovery around the hip joint after total hip arthroplasty. *Clin Orthop Relat Res* **302** : 115-120, 1994
28) Jan MH, et al : Effects of a home program on strength, walking speed, and function after total hip replacement. *Arch Phys Med Rehabil* **85** : 1943-1951, 2004
29) Unlu E, et al : The effect of exercise on hip muscle strength, gait speed and cadence in patients with total hip arthroplasty ; a randomized controlled study. *Clin Rehabil* **21** : 706-711, 2007
30) Sashika H, Matsuba Y, Watanabe Y : Home program of physical therapy : effect on disabilities

of patients with total hip arthroplasty. *Arch Phys Med Rehabil* **77**：273-277, 1996
31) 市橋則明（編）：運動療法学―障害別アプローチの理論と実際. 文光堂, 2008
32) 今田　健, 他：変形性股関節症における単関節, 多関節運動を重視したエクササイズが関節可動域, 筋力, 片脚立位及び歩行に与える影響. 理学療法科学 **23**：521-527, 2008
33) 真田将幸, 他：股関節外転筋に対し筋の逆作用を用いて筋再教育をおこなった全人工股関節置換術後患者. *Internet Clinical Physical Therapy* **4**：37-41, 2006
34) 小川智美, 他：大腿挙上運動における股関節屈曲と骨盤後傾運動のリズム. 理学療法学 **29**：119-122, 2002
35) 森本忠嗣, 他：Hip-Spine Syndrome―人工股関節置換術施行例における腰痛の検討. 整外と災外 **52**：356-360, 2003
36) 會田勝広, 他：Hip-Spine Syndrome（第3報）―THA 例での骨盤傾斜（臥位・立位）の観点から. 整外と災外 **53**：846-853, 2004
37) Murray MP, et al：A comparison of the functional performance of patients with Charnley and Müller total hip replacement；a two-year follow-up of eighty-nine cases. *Acta Orthop Scand* **50**：563-569, 1979
38) Kyriazis V, et al：Temporal gait analysis of hip osteoarthritic patients operated with cementless hip replacement. *Clin Biomech（Bristol, Avon）* **17**：318-321, 2002
39) Miki H, et al：Recovery of walking speed and symmetrical movement of the pelvis and lower extremity joints after unilateral THA. *J Biomech* **37**：443-455, 2004
40) 植木里紀, 他：人工股関節全置換術後の歩行の検討. 整外と災外 **55**：61-64, 2006
41) Agostini V, et al：Gait parameters and muscle activation patterns at 3, 6 and 12 months after total hip arthroplasty. *J Arthroplasty* **29**：1265-1272, 2014
42) Beaulieu L, et al：Lower limb biomechanics during gait do not return to normal following total hip arthroplasty. *Gait Posture* **32**：269-273, 2010
43) Foucher KC, et al：Preoperative gait adaptations persist one year after surgery in clinically well-functioning total hip replacement patients. *J Biomech* **40**：3432-3437, 2007
44) Ewen AM, et al：Post-operative gait analysis in total hip replacement patients―a review of current literature and meta-analysis. *Gait Posture* **36**：1-6, 2012
45) Horstmann T, et al：Changes in gait patterns and muscle activity following total hip arthroplasty；a six-month follow-up. *Clin Biomech（Bristol, Avon）* **28**：762-769, 2013
46) 坂本年将, 他：股関節疾患患者の前額面で観察される跛行の原因について. 理学療法学 **19**：36-42, 1992
47) 対馬栄輝, 他：変形性股関節症患者における跛行と歩行時下肢の筋活動時期との関係. 理学療法学 **23**：218-225, 1996
48) 神谷晃央, 他：全人工股関節置換術前の逆トレンデレンブルク歩行の有無による前額面における歩行時姿勢や運動機能と回復過程の差異. 日保学誌 **15**：219-230, 2013
49) 南角　学, 他：人工股関節置換術後患者の骨盤アライメントと歩行中の重心移動の関連性. 理学療法学 **37**：29-34, 2010
50) 加藤　浩：術後股関節疾患患者に対する踵接地を意識させた歩行訓練が股関節外転筋活動に及ぼす影響―表面筋電図による積分筋電図及び wavelet 周波数解析. 理学療法科学 **27**：479-483, 2012
51) Hesse S, et al：Treadmill training with partial body-weight support after total hip arthroplasty；a randomized controlled trial. *Arch Phys Med Rehabil* **84**：1767-1773, 2003
52) 芥川知影, 他：歩行時に股関節伸展角度の減少を呈した人工股関節置換術後症例に対するトレッドミルトレーニングの即時的効果. *Internet Clinical Physical Therapy* **4**：31-36, 2006
53) Tateuchi H, et al：Immediate effects of different ankle pushoff instructions during walking exercise on hip kinematics and kinetics in individuals with total hip arthroplasty. *Gait Posture* **33**：609-614, 2011
54) Nakagawa N, et al：Deterioration of position sense at the hip joint following total hip arthroplasty；a prospective time course study. *Bull Health Sci Kobe* **19**：87-94, 2003

55) Zati A, et al：Does total hip arthroplasty mean sensorial and proprioceptive lesion？A clinical study. *Chir Organi Mov* **82**：239-247, 1997
56) 佐藤政枝, 他：人工股関節全置換術を受けた患者の環境移行に関する研究. 日看研会誌 **28**：41-50, 2005
57) 寺山和雄, 他（監）：石井清一, 他（編）：標準整形外科学 第7版. 医学書院, 1999
58) 小河賢司, 他：急速破壊型股関節症の検討 第2報―周術期及び術早期の問題点について. 整外と災外 **53**：895-898, 2004
59) 島添裕史, 他：人工股関節全置換術後早期の股関節外転筋筋力の推移. 理学療法学 **32**：423-428, 2005
60) 加藤良一, 他：人工股関節全置換術後の股関節外転筋力の推移. *Hip Joint* **35**：115-118, 2009
61) 塚越 累, 他：人工股関節全置換術後における股関節・膝関節周囲筋の筋力推移の比較―膝関節伸展筋力の回復は遅延する. 理学療法学 **36**：41-48, 2009
62) Fukumoto Y, et al：Changes in hip and knee muscle strength in patients following total hip arthroplasty. *J Jpn Phys Ther Assoc* **16**：22-27, 2013
63) Sicard-Rosenbaum L, et al：Gait, lower extremity strength, and self-assessed mobility after hip arthroplasty. *J Gerontol A Biol Sci Med Sci* **57**：M47-51, 2002
64) 西島紘平, 他：人工股関節全置換術後2週時において実用的脚長差が生じる症例の特徴―術後2週時での多重ロジスティック回帰分析による検討. *Hip Joint* **39**：128-131, 2013
65) 生友尚志, 他：片側変形性股関節症患者の骨盤側方傾斜角度による分類. *Hip Joint* **38**：154-157, 2012
66) 西島紘平, 他：人工股関節全置換術後の脚長差の変化―術後2週時までの検討. *Hip Joint* **38**：89-92, 2012
67) 古賀大介, 他：腰椎側方可動性が人工股関節全置換術前後の腰椎-骨盤冠状面アライメント変化および腰痛に与える影響. *Hip Joint* **33**：171-175, 2007
68) Yasumura S, et al：Circumstances of injurious falls leading to medical care among elderly people living in a rural community. *Arch Gerontol Geriatr* **23**：95-109, 1996
69) Aoyagi K, et al：Falls among community-dwelling elderly in Japan. *J Bone Miner Res* **13**：1468-1474, 1998
70) 三浦なみ香, 他：人工股関節全置換術における術側下肢荷重率の回復特性について（第2報）. *Hip Joint* **38**：93-95, 2012
71) Talis VL, et al：Asymmetric leg loading during sit-to-stand, walking and quiet standing in patients after unilateral total hip replacement surgery. *Clin Biomech（Bristor, Avon）* **23**：424-433, 2008
72) Berg HE, et al：Hip, thigh and calf muscle atrophy and bone loss after 5-week bedrest inactivity. *Eur J Appl Physiol* **99**：283-289, 2007
73) 岩村吉晃：*タッチ*. 医学書院, pp214-217, 2001

第 X 章

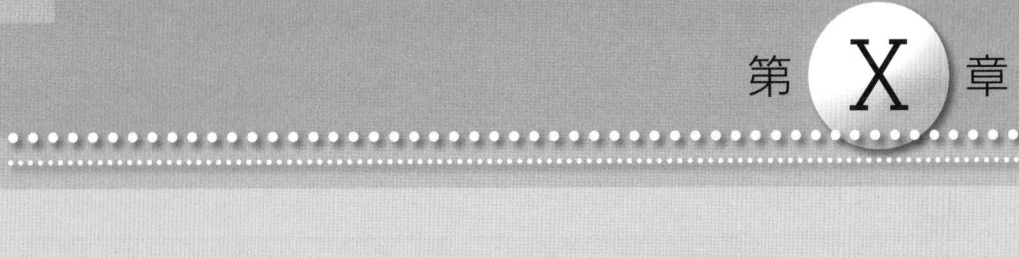

人工股関節全置換術後の在宅リハビリテーション

X 人工股関節全置換術後の在宅リハビリテーション

1 はじめに

人工股関節全置換術（THA：total hip arthroplasty）は，患者の疼痛を軽減し，日常生活動作（ADL：activities of daily living）能力，患者自身の満足度や生活の質（QOL）の向上を目的としている．その治療成績は，おおむね良好であることは周知のとおりである．しかし，在宅リハビリテーション（以下，在宅リハ）で対象となるTHA患者は，①高齢である，②股関節以外の多関節に問題がある，③比較的重度の内部障害を有する，④身体機能やADL能力が低い，⑤身体的・社会的制約により通院困難なためにセラピストによる外来フォローアップが不十分な印象がある．

そこで今回は，THA患者における病院でのリハビリ（以下，臨床）と在宅リハの相違点，在宅でのアプローチのポイントなどを紹介する．

2 臨床と在宅リハビリテーションの相違点（表1）

臨床では，床反力計，筋電図（EMG），等速性筋力測定器，三次元動作解析装置などの高価な評価機器，またそれ以外にも，姿勢鏡，バランスマット，

表1 THA後患者のリハビリテーションにおける臨床と在宅の差異

	臨 床	在 宅
評価・治療器具	さまざまな器具を用いることが可能	限りがある
生活（入院）環境	機能的かつ実用的	時に特異性がある
術部安静度や脱臼リスクの認識	頻回な指導があるので比較的良好	時に希薄化・独自性がある
情報収集	すぐに可能	非常に手間ひまがかかる
対象特性	杖，退院時は安定した歩行が可能	高齢で問題を多く抱える
アプローチ法	主にスタンダードな方法	場合によってADL上で工夫が必要

バランスボール，重錘バンド，平行棒，自転車エルゴメーターなどの機器を用いて，評価および治療を展開する．在宅リハでは，当然のことながら，前述のような評価・治療器具を用いることは可搬性の問題により困難である．そのために，評価および治療に使用する器具には限りがある．

入院中に使用するベッド，トイレ，浴槽などは，非常に機能的かつ実用的である．廊下には手すりが設置されており，食事の準備・配膳も行われる．また，医師，看護師，療法士から，自主トレーニングや脱臼予防に関する指導が頻回に入る．しかし，患者の自宅の環境は時に特異性があり，生活様式が和式であったり，手すりの設置やベッドの高さ調節が困難であったりすることがある．さらに，退院後も食事の準備・配膳を一回も行ったことがないケース，術後何年もの間，寝返りを行ったことがないケース，術部を過剰に保護しなければならないといった間違った解釈から身体活動性を著しく抑制しているケースなどもある．ほかには，脱臼リスクの認識が経過とともに希薄化され，無理な姿勢を日常的にとっているケースも見受けられる．

一般に，臨床でのTHA後の脱臼に関するリスク管理は，術者から手術記録に基づく情報を収集することから始まる．時には，術者からの情報提供がルーチン化されていることもある．しかし，在宅リハでは，手術記録や詳細な経過も不明な場合があるために，情報収集に非常に手間どることがある．その手間を惜しむと，脱臼のリスクを管理できないことに加え，過度に活動性を抑制してしまう場合がある．

在宅リハで対象となるTHA患者は，高齢で，股関節以外の部位の機能障害も重複していることが多い．加えて，前述したような，在宅ならではの特徴を有することから，在宅リハでは創意工夫を加えたアプローチが必要になる．

3 在宅リハビリテーションでのアプローチ

先行研究[1]において，後期高齢者におけるTHA患者は，身体の老化，他疾患による症状，体力低下，脱臼の不安などに対して生活上で何か工夫を行うでもなく，外出を避け屋内中心の活動にとどまりやすい．また，これ以上の回復は無理であると諦めをもっていると報告されている．したがって，在宅リハにおいては，一般的な筋力トレーニング，関節可動性の改善，環境調整（手すり設置，トイレや浴室内で使用する福祉用具の選択など）に加え，生活環境内でちょっとした工夫をこらしながら，脱臼の不安を取り除き，ADLや活動性を向上させる必要がある．

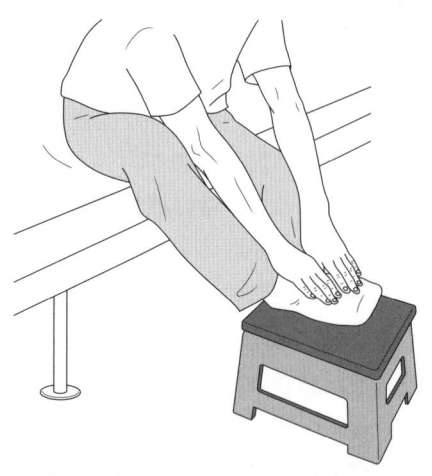

図1 台を用いた足部リーチ動作
術側股関節外転・外旋位にて，足部を「台」に置きながらのリーチ動作．

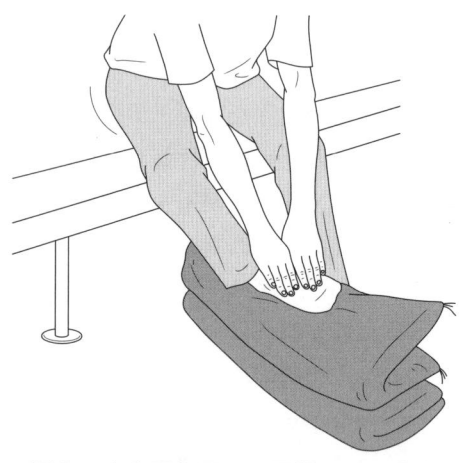

図2 座布団を用いた足部リーチ動作
術側股関節外転・外旋位にて，足部を「二つ折りの座布団を二つ重ねたもの」に置きながらのリーチ動作．

1 情報収集

　前述したように，手術情報が欠如していることが多い．その場合，術者（医師）に直接電話や書面で情報提供を依頼することもあるが，手術を行った病院の担当療法士に情報提供を依頼することで十分な情報が得られることが多い．項目としては，ソケットやステムの設置位置，易脱臼性の有無は最低限必要である．ほかには，患者を介してX線画像のデータを入手し，ソケットやステムの設置位置を確認する場合もある．

2 足部リーチ動作

　一般に外旋法では，ベッドの端に足関節外側部を置き実施する．しかし，可動性が低下している場合やベッド高の調節が困難な場合には小さな台を用いる．その台がない場合には，座布団などで代用する（図1，図2）．

3 正座動作

　正座動作のニーズは比較的高い．しかし，脱臼の恐怖心から正座動作を避けている患者が多い印象がある．そのような患者には，動作指導を行うとともに，正座椅子や座布団を二つ折りにしたり丸めて代用する（図3，図4）．

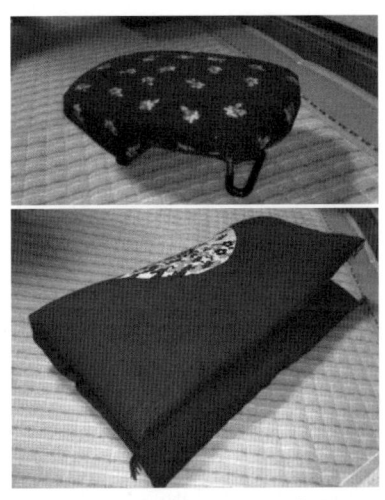

図3　正座椅子とその代用

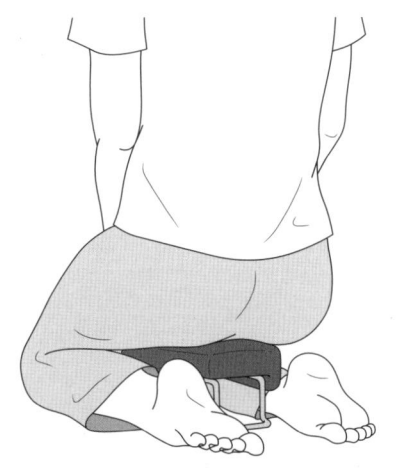

図4　正座椅子の使用場面
市販されている正座椅子は種類も多い．

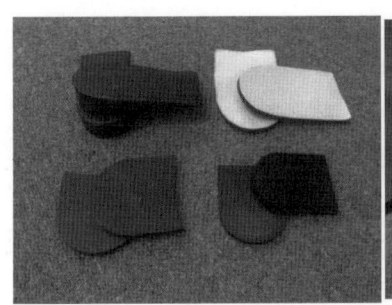

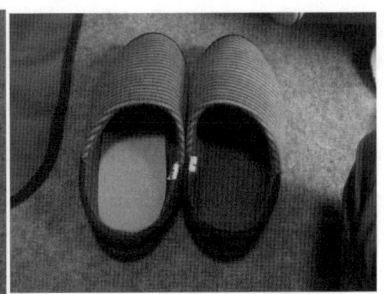

図5　100円ショップで購入したインソールとその装着
クッションとしての中敷き，背を高くみせるための補高，革靴などのヒール補修用である．スリッパに装着する場合は，図のような少し踵を覆うようなものでないと装着は困難である．

4　補高

　THA後に脚長差が残存する場合がある．障害を有する虚弱な高齢者では，わずか5mm程度の脚長差が歩行における不安定性につながることもある．そのために，100円ショップで購入したインソールやスリッパなどを片側のみ着用する場合がある（図5，図6）．

● Ⅹ　人工股関節全置換術後の在宅リハビリテーション　●

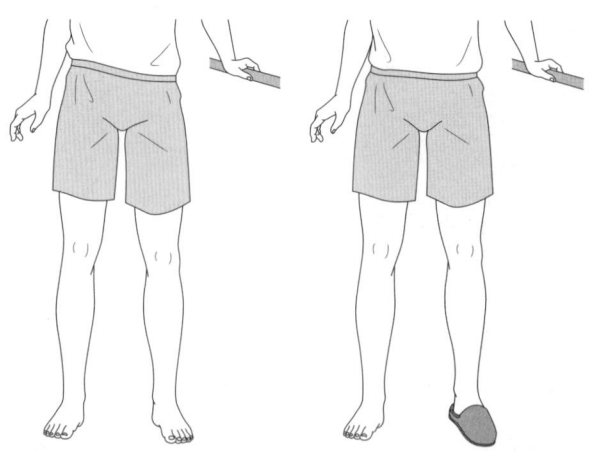

図6　片側スリッパの有無による骨盤傾斜の差異
スリッパなしの場合は骨盤が傾斜しているが，スリッパありの場合は骨盤傾斜が改善している．

5　低い位置へのリーチ動作

　日常の生活場面において，床の物を拾う場合，一番下のタンスから衣服などを出す場合，低い位置にあるコンセントを使用する場合などは，低い位置へのリーチ動作が必要になる．これらの動作は，重心移動が大きくなることと脱臼の恐怖心などから避けられることが多い．在宅リハでは，両膝立ち位，台などを用いる（図7），玩具を自助具として使用する（図8）こともある．

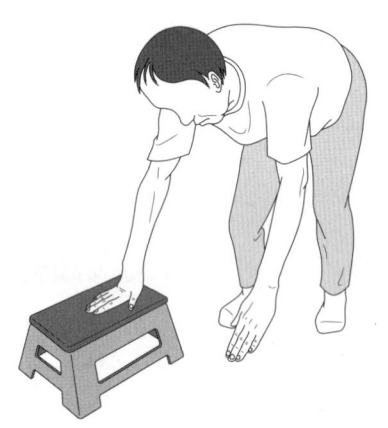

図7　台を用いた低い位置へのリーチ動作
術側下肢は伸展位で台に片手を付きながら低い位置へリーチしている感じである．

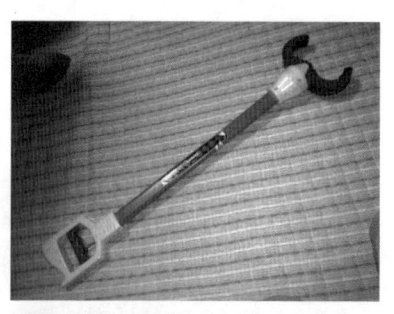

図8　低い位置へのリーチ動作の代用品
おもちゃ屋さんなどで市販されている「玩具」である．最近は，同じようなもので介護用がある．マジックハンドリーチャーなどと呼ばれている．

4 おわりに

　ここでは，在宅リハの対象となる THA 患者について述べた．在宅リハの対象となるのは，前述したように，主に多くの身体的・社会的問題を有し，通院が困難な患者である．したがって，在宅リハでは，臨床で一般的に実施するような跛行改善目的の中殿筋をターゲットとしたトレーニングが主ではなく，歩行能力改善や転倒予防を目的とした下肢筋力トレーニング，ADL・手段的日常生活動作（IADL：instrumental activities of daily living）能力の改善，活動性向上，転倒恐怖心の緩和，脱臼などのリスクに関する正しい知識の再認識が主になる．

　また，在宅リハの対象となる THA 患者の大半が，「手術して間もない頃はもう少し元気だった」と口をそろえることが多い印象がある．このことの原因としては，THA 後に間違った認識などから活動性が低下し，ロコモティブシンドロームやサルコペニアが加速していることが考えられる．

　一般的に推奨される活動レベルに達している THA 患者は非常に少ない[2]．なんらかの障害を有する者の身体活動低下は，生活習慣病（がん，糖尿病，脳卒中，心疾患）の罹病リスクが 50％以上高まる[3]．高齢者に対する THA の手術件数は，年々増加傾向にある[4]と報告されている．そのために今後は，THA 後の長期的な身体機能や ADL・IADL 能力の維持・改善に加え，活動性向上への取り組みを一般高齢者以上に行う必要性があると考える．

〈文献〉

1) 赤木京子, 他：人工股関節全置換術を受けた患者の在宅における生活状況と活動量に関する研究. 日看研会誌 **33**：121-131, 2010
2) Harding P, et al：Do activity levels increase after total hip and knee arthroplasty? *Clin Orthop Relat Res* **472**：1502-1511, 2014
3) Press Release. Inactivity Related to Chronic Disease in Adults with Disabilities. *CDC Media Relations*, May 6, 2014
4) 定方博史, 他：高齢者（75 歳以上）に対するセメントレス人工股関節置換術の有用性. 昭和医会誌 **69**：338-347, 2009

索　引

【欧文】

ADL指導　162,166
AHI　34
BMI　48
bone ingrown fixation　94
CALM1　74
capital drop　86
CE角　5,29,34
closed kinetic chain（CKC）　155
CT　34
double floor　33,86
Duchenne現象　25
Duchenne跛行　179
Duchenne歩行　15,24
DVT　98,100,101
end feel　77,154
FAI　32,49,64
Harris hip score（HHS）　146,148
hip abduction lag　16
Hip Disability and Osteoarthritis Outcome Score（HOOS）　148
Hip-spine syndrome　14,56,158
inner muscle　61
Mikulicz線　12
minimally invasive surgery（MIS）　94
MRI　34
NSAIDs　54
open kinetic chain（OKC）　155,158
Oxford hip score　148
Patrick test　33
Pauwelsの理論　22
Perthes病　29
PTE　98,101
QOL　98,148
rapidly destructive coxarthropathy（RDC）　174
rotational acetabular osteotomy（RAO）　88
Scarpa三角　33
SF-36　148
Sharp角　4,29,34

surgical site infection（SSI）　108
Trendelenburg　25
　──徴候　168
　──跛行　179
　──歩行　15,24,159,160
VTE　101
VTR　127
VTR映像　126
Western Ontario and McMaster Universities Osteoarthritis Index　148
WOMAC　75,148
X線学的　69,71,72

【あ】

愛護的　164
アライメント　59,145,158,167
　──異常　44,56,71,149
　──不良　9
　──変化　13
アルコール摂取　30
アルコール摂取歴　32

【い】

痛み　39
位置覚　182
遺伝的要因　74
異物反応　117
インソール　72,73,159
インピンジメント　124
インプラント　164,176

【う】

内股姿勢　70
運動覚　182
運動時痛　77
運動自由度　20
運動の制限　65
運動負荷　61
運動療法　55,164,168

【え】

栄養指導　53
壊死　11
遠隔看護　140
炎症　46,65
炎症性サイトカイン　46,48
円靱帯　2
　──動脈　11

【か】

介護保険　128
回旋筋群　61
外側大腿皮神経　12
階段昇降　53
外転トルク　24,160
外転枕　110
開排位　70
外反股　3,6
開放運動連鎖　155
家屋環境　151
家屋構造　100
過活動　44
過屈曲　112
　──位　113
下骨幹端動脈　11
下肢荷重　73
　──率　182
　──量　12,182
下肢長　158
荷重圧　48
荷重応答期　160
過伸展位　109
活動性向上　192
活動量　52
　──のコントロール　65
合併症　98
下殿神経　11
下殿動脈　11
可動域制限　77
可動性　58,145,157
過負荷　44,84
柄付きブラシ　101,115

索 引

カロリー制限　100
感覚神経終末　5,7
環境改善　151
環境整備　170
環境チェック　100
環境調整　53,125,189
間欠的空気圧迫法　106
寛骨臼　2
　——回転骨切り術　88,89
患者教育　51,52,70,71
患者用クリティカルパス　101
関節位置覚　109,127,162,165,182
関節応力　48
関節温存手術　84,85
関節可動域　153
関節拘縮　72,73,77,148,153,166
関節障害　38
関節唇　3,5,7,20,49
　——損傷　7
関節内圧　42
関節軟骨　32,45,71
　——の変性　71
関節不安定性　44
関節包　5,11,20,78,109
　——内運動　20,22
関節裂隙　71,84
　——の狭小化　33
感染　94
　——予防指導　100
関連痛　42

【き】

キアリ骨盤骨切り術　88
偽関節包　6
危険肢位　94
基礎代謝量　53
逆 Trendelenburg 歩行　15,159, 160
脚延長　160,165,176
脚長差　13,16,72,73,94,158,172, 176
ギャッチアップ　110,114
臼蓋形成不全　6,7,28,29,34, 43〜45,70,74,84,85
臼蓋（棚）形成術　89
臼蓋被覆率　58,85
臼蓋辺縁部　84

球関節　20
臼状関節　20
急性痛　41
急速破壊型股関節症　174
臼底肥厚　33
協調性　145,157,158
胸痛　101
起立性低血圧　114
筋萎縮　61,62,182
筋活動　179
　——量　181
禁忌肢位　154,162
筋機能不全　9
筋作用の逆転　21
筋持久力　155
筋の逆作用　158
筋の柔軟性　77
筋力増強トレーニング　62,76

【く】

屈曲拘縮　160
クリティカルパス　101

【け】

脛骨神経　11
頸体角　3,12
外科的治療　84
血行性感染　117
血栓塞栓症　94
減量　99,151

【こ】

抗凝固薬　94,99
口腔　100
　——ケア　106
高負荷　77
後方侵入アプローチ　121
後方脱臼　152
股関節　178,179
　——外転筋　62,175,178
　——過伸展　106,158
　——機能　146
　——屈曲拘縮　13
　——周囲筋力　175
　——伸展角度　180

　——唇損傷　49
　——伸展筋力　175
　——接触応力　46,55,61
　——痛　41
呼吸苦　101
骨棘　72
　——形成　33,44
骨切り手術　84,85
骨形態異常　44
骨硬化像　33
骨親和性　91,92
骨セメント　92
骨頭壊死　11
骨頭の外上方偏位　61
　——の求心力　61
骨頭変形　33
骨嚢胞　72
　——形成　33
骨盤アライメント　14,60,158
骨盤傾斜　158
骨盤後傾　14,56,58
　——群　24
骨盤前傾　13,14,58
　——群　24
骨盤側方傾斜　60,176
骨融解　117
固定性　164
固有感覚受容器　5
固有受容性感覚　6

【さ】

再学習　160
在宅リハビリテーション　188, 189
坐骨神経　11
坐骨大腿靱帯　10

【し】

自覚的脚長差　158〜160,165,170
自己体位交換　110
支持性　145,155,157
自助具　172
姿勢　154
姿勢制御　180
　——機能　158
　——能力　158

索引

――反応　149
膝関節屈曲角度　180
膝関節周囲筋力　178, 179
膝関節伸展角度　180
膝関節伸展筋力　175, 178
自動運動　155
自動介助運動　165, 168, 171
シミュレーション　130, 134
社会的環境　151
写真　126
シャワーチェア　151
シャワー浴　114
周径　181
重心移動　149, 158, 168
自由神経終末　40
住宅改修　125, 127
柔軟性　58
住文化様式　124
終末感　77
手術部位感染　108
手段的日常生活動作　192
術後感染　100
術後深部静脈血栓症　98
術後せん妄　94
術後早期　165
術後脱臼　6, 152
術前のアセスメント　126
術前評価　146
除圧　106
上骨幹端動脈　11
上殿神経　11
上殿動脈　11
静脈血栓閉塞症　101
初期股関節症　68, 71, 84
初期設置　153
初期接地　160
食事制限　53
褥瘡　106
　　――予防　106
侵害受容器　42
侵害受容性疼痛　40
進行期股関節症　68, 71, 84
人工股関節置換手術　84, 90
人工骨頭置換術　95
進行予防　55
浸出液　108
身体障害者手帳　128
伸張性の低下　59

深部感覚　182
深部静脈血栓症　101

【す】

スクワット　156, 157
ステム　90, 91, 95, 152
ステロイド剤　30
　　――投与歴　32
ストレッチ　100
ストレッチング　55, 59, 149, 166, 168

【せ】

生活環境面　169
生活指導　52
生活様式　189
正座椅子　190
正座動作　190
静止張力　160
脆弱性　164
脊椎後弯　13
脊椎側弯　13
セメントレス型　92
　　――人工股関節　92
セルフストレッチング　154
セルフマッサージ　73
前額面　60
前股関節症　68, 69, 84
全身持久力　165
先天性股関節脱臼　28, 32, 74
前捻角　4, 6, 153
前方開角　152
前方侵入アプローチ　121
前方脱臼　152, 158

【そ】

早期感染　108
早期脱臼　109
創傷管理　108
足関節底背屈運動　104
　　――の底背屈自動運動　94
足部リーチ動作　190
ソケット　90, 91, 152
ソックスエイド　72, 115, 172

【た】

体圧　106
体幹機能　180
体幹側屈可動域　179
体幹側屈筋群　179
体重　48, 53
　　――増加　117
代償運動　156, 166
代償パターン　157
対症療法　54
大腿骨外反骨切り術　86
大腿骨寛骨臼インピンジメント　32
大腿骨頸部　2
　　――骨折　11, 95
大腿骨頭　2, 11
　　――壊死症　86
　　――後方回転骨切り術　86
　　――靱帯　2, 11
　　――すべり症　29
　　――前方回転骨切り術　86
　　――被覆率　71
大腿骨内反骨切り術　85
大腿神経　11
大腿動脈　11
大転子高位　9
タイムセービング　89
ダイレクトストレッチング　148, 166
脱臼　94, 109, 119, 124, 162, 182
　　――肢位　169, 172, 174
　　――のリスク　112
脱臼予防　109
　　――指導　109
他動運動　154
他動的伸張　164
弾性ストッキング　94, 104, 105

【ち】

恥骨大腿靱帯　10
中殿筋　9
長期的な姿勢の評価　153
腸骨大腿靱帯　10

【つ】

墜落性跛行　16, 179

【て】

抵抗運動　156, 172
低侵襲手術　94
手すり　130
天気　75
転倒　94, 121, 144, 178
　——発生率　178

【と】

動作パターン　154
疼痛　169
逃避性跛行　179
徒手筋力検査　62
徒手療法　55
特発性大腿骨頭壊死症　30, 32
ドレーン管理　109

【な】

内・外腸骨動脈　11
内側大腿回旋動脈　11
内腸骨動脈　11
内転拘縮　167
内転予防　112
内反股　3
軟骨下骨　45, 46
　——の変化　44
軟骨下嚢腫　85
軟骨変性　44

【に】

二次性変形性股関節症　28, 32
日常生活　52
日常生活動作　144
日本整形外科学会股関節機能判定
　基準　148
日本整形外科学会股関節疾患評価
　質問票　148

【の】

ノルディックウォーキング　168

【は】

肺血栓塞栓症　98, 101
肺塞栓症　94
バイポーラー型　95
跛行　117, 149
晩期脱臼　109
半身浴　100

【ひ】

腓骨神経　11
　——麻痺　107
非ステロイド性抗炎症剤　54
ヒッププロテクター　174
肥満　44, 48, 53, 100
病期分類　68
疲労　179

【ふ】

負荷（量）　162
浮腫対策　104
物理療法　55
不良肢位　117

【へ】

閉鎖運動連鎖　155
閉鎖神経　11
閉鎖動脈　11
閉塞性ドレッシング　108
ヘッド　90, 91, 95, 152
変形性股関節症　28
変形性膝関節症　48

【ほ】

ホームエクササイズ　150, 155, 165
歩行　154
補高　159, 171, 191
　——靴　72, 73
歩行能力　144

歩行補助具　54, 65
ポジショニング　148
補助具　127
保存療法　38, 39, 51, 64, 72
歩容　159

【ま】

末期股関節症　68, 72, 73, 85
末期変形性股関節症　77
摩耗　117
慢性痛　41
万歩計　121

【む】

虫歯　117

【め】

メカニカルストレス　44〜46, 48, 55, 61, 71
免疫抑制剤　99

【や】

薬物療法　51, 54

【ゆ】

有酸素運動　100, 165

【よ】

腰椎後弯　56, 58
腰椎前弯　13, 58
予防的　71
　——介入　70

【ら】

ライナー　90, 91, 117, 152
ランジ動作　156, 157

【り】

リーチ動作　192
リーチャー　112, 115

● 索　引 ●

理学療法　51,55
立位アライメント　23
立位荷重線　12
罹病歴　170,173

リラクセーション　148,164,169

【れ】

レッグコントロール　111
レプチン　48

〈編者略歴〉

中川法一（なかがわ のりかず）

増原クリニック 副院長，理学療法士，保健学博士
セラピストのためのクリニカル・クラークシップ研究会 会長

〔略歴〕

1960（昭和 35）年，大阪生まれ．1982 年，高知医療学院理学療法学科卒業，2004 年，神戸大学大学院博士後期課程修了．市立吹田市民病院リハビリテーション科主任技師長，大阪大学医学部附属病院リハビリテーション部主任技官，藍野医療福祉専門学校理学療法学科長代理，関西医科専門学校理学療法学科長，神戸国際大学リハビリテーション学部教授，大和大学保健医療学部総合リハビリテーション学科教授を歴任し，2013 年より股関節専門クリニックとして全国的にも有名な増原クリニックにて副院長を務め，手術前後のリハビリの技術で患者の QOL を支える．また，教育・臨床の双方にわたる長年の経験と技をもとに，若手の育成に励んでおり，リハビリ教育界におけるクリニカル・クラークシップの第一人者でもある．

〔著書〕

『セラピスト教育のためのクリニカル・クラークシップのすすめ　第 2 版』（編著，三輪書店，2013），『運動器障害理学療法学テキスト（シンプル理学療法学シリーズ）』（編著，南江堂，2011），その他多数．

TOTAL HIP CARE トータル・ヒップ・ケア
股関節 チームで支える人工股関節全置換術

発　行　2015 年 10 月 5 日　第 1 版第 1 刷ⓒ
編　者　中川法一
発行者　青山　智
発行所　株式会社 三輪書店
　　　　〒113-0033　東京都文京区本郷 6-17-9　本郷綱ビル
　　　　☎ 03-3816-7796　FAX 03-3816-7756
　　　　http://www.miwapubl.com/
装　丁　株式会社 イオック
印刷所　三報社印刷 株式会社

本書の内容の無断複写・複製・転載は，著作権・出版権の侵害となることがありますのでご注意ください．

ISBN 978-4-89590-530-5　C 3047

JCOPY ＜(社)出版者著作権管理機構　委託出版物＞
本書の無断複製は著作権法上での例外を除き禁じられています．複製される場合は，そのつど事前に，(社)出版者著作権管理機構（電話 03-3513-6969，FAX 03-3513-6979，e-mail：info@jcopy.or.jp）の許諾を得てください．

■ 股関節についてもっと詳しく知りたいと願う方々へ

股関節 僕に任せて！
股関節についてもっと詳しく知りたいと願う方々へ

増原 建作

　股関節を専門とする増原クリニックは15床ながら、開院から6年あまりで人工股関節置換手術件数が1,000件に達し雑誌ランキングでも取り上げられる、その分野でたいへん著名なクリニックである。

　当クリニックは、手術・看護・リハビリが三位一体となった「股関節のトータルケア」を理想に掲げ、手術を行うにあたっても、手術前リハビリ、入院リハビリ、退院後リハビリのプログラムを一人ひとりに合わせて用意し365日、1日2回提供する。長期的フォローも重要視しており、回復状況と目標の確認を定期的に行い、自主トレーニングを更新する。

　今回、手術のすべてを担う増原建作院長が、今まで出会った多くの股関節患者さんやスタッフから寄せられた内容を生かして、股関節についての基本事項を、一般患者さんとそのご家族、そしてコ・メディカルスタッフを意識して、わかりやすくまとめあげたものが本書である。全頁カラーでレントゲン写真や貴重な大腿骨頭などの写真が豊富に掲載され、イラストも用いて平易なことばで解説されている。リハビリを重視する当クリニックゆえに、リハビリに関する記述も多く掲載され、セラピストにとっても有意義な内容となっている。

　高齢社会において、激増する人工股関節手術について基礎からしっかり理解を深めたいセラピストに、また患者さんへ説明を行う際にも活用できる一冊である。

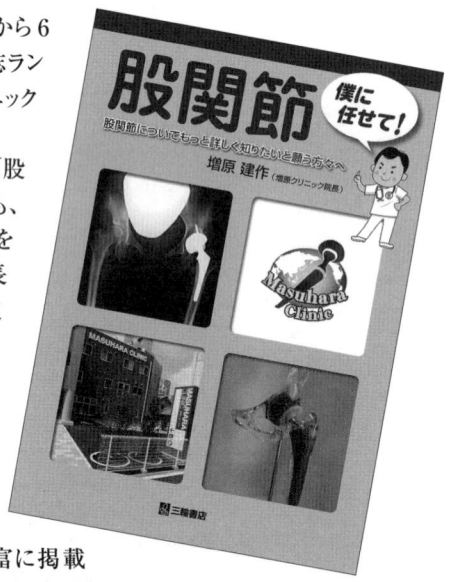

■ 主な内容 ■

序文
　はじめに
第Ⅰ章 初級編
　1 股関節Q&A　基本的な質問
　2 股関節Q&A　手術に関する質問

第Ⅱ章 上級編
　1 股関節の基礎知識
　2 股関節の代表的な疾患
あとがき
索引

● 著者プロフィール
1981年、大阪大学医学部卒業、1988年、同大学医学部大学院博士課程修了。大阪大学整形外科講師・大阪厚生年金病院整形外科部長を歴任後、2008年、増原クリニックを開設。日本整形外科学会専門医、日本リハビリテーション医学会専門医。人工股関節手術の突出した件数とともに、手術の精度を高めるリハビリの重要性を早くから意識し、リハビリスタッフの教育にも熱心に取り組んでいる。

● 定価（本体2,400円＋税）　B5　96頁　2014年　ISBN 978-4-89590-490-2

お求めの三輪書店の出版物が小売店にない場合は、その書店にご注文ください。お急ぎの場合は直接小社に.

〒113-0033
東京都文京区本郷6-17-9 本郷綱ビル

三輪書店

編集 ☎03-3816-7796　FAX 03-3816-7756
販売 ☎03-6801-8357　FAX 03-6801-8352
ホームページ：http://www.miwapubl.com